脾好命就好

倪诚 ◎ 主编

北京中医药大学主任医师、教授、中医学博士、博士生导师
北京中医药大学中医体质与生殖医学研究中心主任
国家中医药管理局王琦国医大师传承工作室主任
北京卫视《养生堂》特邀专家

U0376298

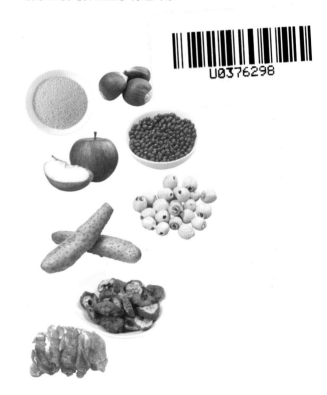

吉林科学技术出版社

图书在版编目（CIP）数据

脾好命就好 / 倪诚主编 . -- 长春 : 吉林科学技术
出版社 , 2021.1
ISBN 978-7-5578-7964-8

Ⅰ . ①脾… Ⅱ . ①倪… Ⅲ . ①健脾－养生 (中医)
Ⅳ . ① R256.3

中国版本图书馆 CIP 数据核字 (2020) 第 252465 号

脾好命就好

PI HAO MING JIU HAO

主　　编　倪　诚
出版人　宛　霞
责任编辑　练闽琼　郭　廓
封面设计　北京世纪悦然文化传播有限公司
制　　版　北京世纪悦然文化传播有限公司
开　　本　710 mm×1000 mm　1/16
印　　张　12
页　　数　192
字　　数　260千
印　　数　1-6000册
版　　次　2021年1月第1版
印　　次　2021年1月第1次印刷
出　　版　吉林科学技术出版社
发　　行　吉林科学技术出版社
地　　址　长春市福祉大路5788号出版集团A座
邮　　编　130118
发行部电话/传真　0431-81629529　81629530　81629531
　　　　　　　　　　81629532　81629533　81629534
储运部电话　0431-86059116
编辑部电话　0431-81629520
印　　刷　长春百花彩印有限公司
书　　号　ISBN 978-7-5578-7964-8
定　　价　35.00元
如有印装质量问题　可寄出版社调换
版权所有　翻印必究　举报电话：0431-81629518

前言

众所周知，民以食为天。如果不吃饭，人的生命就不可能维持，而饮食要真正成为生命的源泉，必须有一个消化和吸收的过程，而这个过程的完成，靠的是脾，所以中医非常重视脾的养生。

脾的运化功能，使气血源源不断地化生，并保障人体各组织器官所需的各种营养物质以及提供足够的能量供给，故脾有"后天之本"的说法。

相对于"先天之本"的肾来说，脾更易受到伤害。饮食不节、劳累过度、思虑过度等都会使"后天之本"有所损伤或不足。所以修补"后天之本"，培养"后天之本"，保养正气，应是养生之本。

事实上，先天不足可以通过后天弥补。如果一个人先天不足、身体素质差，完全可以通过后天的修补转弱为强。大凡那些长寿的人，养生方法虽有所差异，但"吃得下，解得出"一定是共同点，他们无一不是脾强健者。

那么，我们应该如何修补"后天之本"，养脾护脾，从而让自己健康长寿呢？

这正是本书要告诉大家的。

那些健脾养脾的食物，为你的消化增加动力；

那些养护脾的穴位，为你消除脾病的烦恼；

那些养生健脾的运动，让你吃得香，步伐矫健；

那些健脾的中成药，让脾变得更好，正常工作。

相信有了本书，你能学会保养"后天之本"的方法和食谱，这也是对自己的健康和生命负责！

第 1 章　脾是"后天之本"，养生先养脾

第2章 脏腑和谐，健康无忧

第3章 调理脾胃，胃口好吸收好才吃得好

第4章　察言观色，脾病早发现

第 **5** 章　健脾养脾，饮食有方

第6章 经络穴位养护脾，不花钱的养生妙法

第7章 简易运动，养肉健脾的"良药"

第**8**章 脾病辨证养，守护脾健康

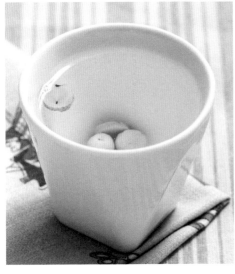

第**9**章　三分治七分养，脾胃病重在调养

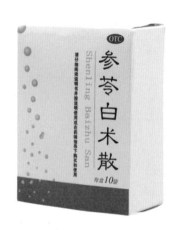

脾是"后天之本"，养生先养脾

中医认为，脾胃为水谷之海，是气血生化之源，故有"后天之本"的说法。可见，脾胃强盛是人体健康长寿的基础。培土固本，健全脾胃，保养正气，应是养生之本。

脾有三大功能

中医认为脾为五脏之一，与胃同受水谷，运化营养物质，为生命动力之源，故称为"后天之本，气血生化之源"。它有三大生理功能：主运化、主升清和主统血。

主运化

脾的运化功能可分为运化水谷和运化水液两方面。运化水谷指脾把吃进去的食物转化为营养物质（水谷精微），并将其输送到全身各处。若脾运化水谷的功能不好，则消化、吸收和转输营养物质的功能失常，会引起少食、腹胀、纳呆、消瘦等症状。脾运化水液，指脾将吸收的多余水分及时地转输到肺和肾，化为汗和尿排出体外。脾运化水液的功能减弱，则会导致水液在体内的停滞，产生湿、痰等，甚至导致水肿。

主升清

脾主升清，指脾把吸收的营养物质（水谷精微）上输到心、肺、头、目，生成气血，滋养全身。脾的升清功能正常，脏器才不致下垂。若脾气不能升清，则会出现头目眩晕、神疲乏力、腹胀、泄泻等症状；若脾气下陷，则可见久泻脱肛，甚至内脏下垂。

主统血

脾统血的作用是通过气摄血来实现的。人体血液在经脉之中流动，怎样才能阻止它跑出来避免出血？靠的是脾统血的功能。若脾失健运，气虚不能摄血，则会出现皮下出血、尿血、便血、崩漏等。

健脾运化在于甘

中医认为，甘属土味，与脾相配。在水谷精微之中，脾最喜欢甘味。因为甘味食物具有滋养、补脾、缓急、润燥、帮助脾运化等作用。如红枣糯米粥可以健脾胃、利水湿，山药白糖饮可以润肺补脾、益肾固肠。

但须注意的是，食用甘味要适可而止，以免过犹不及。味过于甘，一方面滞缓上焦，心气喘满；另一方面，甘从土化，土盛则水病，颜面发黑，肾气失去平衡，同时会使骨骼疼痛、头发脱落。

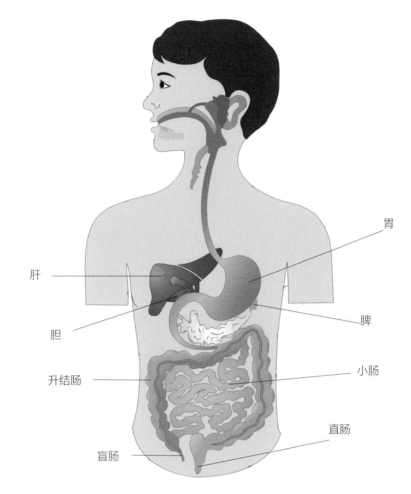

肝

胆

升结肠

盲肠

胃

脾

小肠

直肠

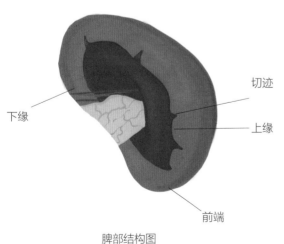

切迹

下缘

上缘

前端

脾部结构图

图解脾在人体的位置

脾位于人体左上腹内，深居于肋弓之后，与胃脾韧带、脾肾韧带、膈脾韧带和脾结肠韧带等相邻。脾是一个颜色暗红、质地柔软的网状内皮细胞器官，成年人的脾长 10 ~ 12 厘米，宽 6 ~ 8 厘米，厚 3 ~ 4 厘米，重 110 ~ 200 克，由几条韧带将其"悬挂"在上腹部。

脾喜燥恶湿

脾主运化，若脾气虚衰，运化水液的功能失常，痰饮水湿内生，中医称之为"脾生湿"。简单来说，五行中脾属土，具有"土"的特性，土很容易吸水，所以湿气进入体内最容易困遏脾气，致使脾气不升，影响脾正常功能的发挥。因此脾欲求干燥清爽，即所谓"脾喜燥恶湿"。

湿邪重浊黏腻不易除

在致病的风、寒、湿、暑、燥、火六淫邪气中，中医最怕湿邪。"千寒易除，一湿难去"。这是因为湿邪具有重浊黏腻的特点，重浊即沉重之意。一般来说，人体承受湿邪，常会出现头重如裹、周身困重、四肢酸懒沉重等症状。黏腻指秽浊不清、黏滞不爽，湿气重的人，会出现大便溏稀、小便浑浊。所以，脾湿重的人常会出现食欲不振、饮食减少、身体困重、神疲乏力、昏昏欲睡、腹泻、小便浑浊等症状，女性还会出现白带增多。另外，还会出现舌苔较厚而黏腻。

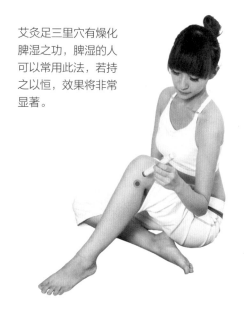

艾灸足三里穴有燥化脾湿之功，脾湿的人可以常用此法，若持之以恒，效果将非常显著。

脾湿怎么调理

1. 注意开窗通风，晒被褥，避免室内太潮。

2. 少吃冰冷食物、甜食、油腻食物，少饮酒。

3. 每天用艾条熏足三里穴，直至皮肤发红且微微发烫为止，每日20～30分钟。

天热吃点辣祛湿气

夏季酷暑难耐，人们喜吃寒凉的食物，但吃多易伤脾胃，如果搭配一点儿辣椒，则可以起到寒热平衡的作用。另外，夏天吃辣还能给身体"除湿"。四川、湖南、广西、贵州等地人们为什么爱吃辣，因为那些地方气候潮湿，而辣椒能把体内多余的湿气驱除出去。

脾主四肢肌肉

脾主四肢肌肉，脾气亏虚，精微不能布散周身，则形体消瘦、少气懒言、面色萎黄。

脾不好，肌肉软弱无力

脾胃化生的水谷精微营养肌肉。脾胃为气血生化之源，全身的肌肉都依靠脾化生水谷精气给养，才能使肌肉丰满、发达、健壮。若脾胃运化功能障碍，水谷精微化生不足，必致肌肉瘦削，甚至萎缩无力。故临床治疗痿证，以补益脾胃为重要原则。

脾不好，人为什么会消瘦呢？中医认为，脾主肌肉、四肢。因为肌肉和四肢的营养物质都需要脾来输送。若脾气健旺，输送营养充足，则肌肉丰满。反之，若脾失健运，营养缺乏，则可导致四肢倦怠无力，甚至肌肉萎软。

久坐不忘健脾

中医认为"久坐伤肉"，"肉"指的就是肌肉，而脾主管肌肉，因为久坐使气机郁滞，所以主要影响脾的功能。

伤肉劳脾给人们带来的不仅是腰酸背痛，还埋下许多疾病隐患，如引发颈椎或腰椎退行性改变、引发高血压、高脂血症、冠状动脉栓塞等心脑血管疾病，引发痔疮、静脉曲张等。所谓"动则不衰"，养肉健脾需要多动。建议"久坐族"每隔一小时就站起来伸伸懒腰、做做扩胸等伸展运动。

另外，药膳也是最安全、最温和的养脾妙方，用山药、莲子、红枣、薏苡仁加上大米或小米煮成一锅八宝粥效果很好。

肌肉酸痛，吃点生姜

生姜一直被人们当作治疗感冒和肠胃不适的家庭良药。不过，生姜还有一新用处，那就是能减轻肌肉酸痛，并有效减轻关节炎的疼痛。因为吃点姜可以健脾温胃，且生姜中的挥发油可加快血液循环、兴奋神经，使全身变得温暖。所以，运动后感到肌肉酸痛的人，不妨含两片姜或冲杯姜糖水来缓解疼痛。

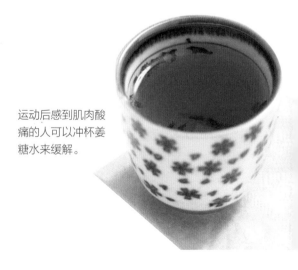

运动后感到肌肉酸痛的人可以冲杯姜糖水来缓解。

脾胃是气血生化之源，生命之"根"

脾胃是气血生化之源，元气之本。人体一切生命活动和脏腑功能均依靠气血的供应，而脾胃乃"气血阴阳之根蒂"，产生气血之源泉。

健运脾胃是养生之本

脾胃为"后天之本"，故脾胃强弱是决定人之寿夭的重要因素。古代名医认为："土气为万物之源，胃气为养生之主。胃强则强，胃弱则弱，有胃则生，无胃则死。是以养生家必当以脾胃为先。"可见，脾胃强盛是人体健康长寿的基础。

脾胃是身体的轴心

中医将脾胃称为身体的基础和轴心。脾胃之所以是生命健康的轴心力量，主要是因为人体的生命活动有赖于脾胃输送的营养物质。脾胃出现了问题，不但影响食欲、睡眠、情绪，时间长了，还会引起器质性疾病。相反，脾胃健运，能让身体气血充盈，保证各个器官有条不紊地工作。

在中医理论中，脾胃属土，有脾土之称，它们就是人体内的土地，是人的"后天之本"。土地孕育万物，供应人类，人类离开了它，便无法生存，同样的，脾胃没养好，人就失去了健康和长寿的物质基础。

修补"后天之本"是养生之道

俗话说"人是铁，饭是钢"，饭要发挥作用，靠的是脾和胃。脾和胃虽是两个独立的器官，但它们之间的关系非常密切。打个比方来说，胃像一个粮仓，而脾是一家物流运输公司。我们吃下去的食物先由胃初步研磨、消化，再由脾进行二次消化，取精华、去糟粕，把食物中的营养物质运至全身。由此可见，脾胃在饮食的消化过程中起着关键的作用。脾胃是水谷之海，是气血生化之源，是人体赖以生存的枢纽，故有"后天之本"的说法。修补"后天之本"，健全脾胃，充养气血，应是养生之道。

脾气虚，五脏皆气虚

脾胃居中（中气指中焦脾胃之气），为气机升降之枢纽。五脏之间在生理活动和病理变化上有着必然的内在联系，脾病可波及其他各脏。因此，脾气虚则心、肺、肝、肾之气皆虚；反之，心、肺、肝、肾各脏气虚也可致脾气虚。

致心气不足

心火生脾土，心与脾就像一对母子，心脏病要从脾胃治。脾负责统筹人的气血，供养心脏。如果脾出了问题，不能益气生血，就会导致心血衰少，血不充心，血为气之母，心气也随之不足，可引发心脏病。

致肺气虚衰

肺主气司呼吸，脾主运化，二者在气的生成特别是在宗气的生成过程中相互协调，缺一不可。宗气由脾胃化生的水谷之气合于肺从自然界吸入的清气而成。

致肝气不足

肝主疏泄。肝与脾在气机的升降中起协调作用，脾胃之气充实，则肝健运得行，气机升降有节。

致肾气衰微

脾之健运与化生精微，须借助于肾阳的温煦。而肾的精气强弱，和人的脾胃是否健康、能否提供充足的营养物质滋养肾脏有关。长期脾虚会导致肾虚，表现为心里烦热、容易盗汗，或者畏寒怕冷、手脚冰凉。

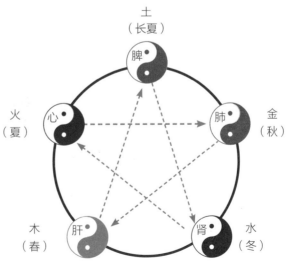

脾胃虚损，百病由生

研读诸多中医典籍，深刻认识到：疾病发生，正虚为本；脾胃虚损，百病由生；治疗疾病，扶正固本，注重脾胃为先。那么，脾胃虚损究竟会造成哪些疾病呢？

造成消化系统疾病

● **功能性消化不良**。功能性消化不良指非器质性病变所致的消化不良。中医认为，本病多由情志内伤、饮食伤胃、劳倦伤脾所致。

● **功能性便秘**。功能性便秘指结肠、直肠及肛门功能异常导致的便秘。中医认为，本病虽病位在大肠，但与肺、脾、胃、肝、肾的关系密切。

● **慢性胃炎**。中医认为，本病的发生多与饮食不节、劳倦太过、情志不畅等有关，其病在胃，与肝脾关系密切。

● **消化性溃疡**。消化性溃疡主要指发生在胃和十二指肠的慢性溃疡。中医认为，本病的主要病机是胃气失和、气机不利、胃失濡养、脾胃气虚等。

● **肠易激综合征**。肠易激综合征是一组包括腹痛、腹胀、排便习惯改变和大便性状异常、黏液便等表现的临床综合征。中医认为，本病由于调养不当、内伤情志、外感六淫等原因，导致肝气郁滞，疏泄不利，肝脾不和，脾胃运化无权，升降失调，湿浊阻滞，肠道气机不畅，传导失司而发病。

● **溃疡性结肠炎**。中医认为，本病多因脾胃虚弱或饮食不节或忧思恼怒等致脾胃损伤，湿热内生，蕴结于肠腑，以致反复发作。

造成代谢性疾病

● **肥胖症**。过食肥甘，长期饮食不节，一方面可致水谷精微在人体内堆积成为膏脂形成肥胖；另一方面可损伤脾胃，导致体内水湿运化不出去，聚集成痰湿，使人体臃肿肥胖。

● **糖尿病**。脾虚失健是发病基础，血瘀、湿浊、阴虚等是发病过程中的表象。治疗本病应首先从肝、脾、肾三脏出发。

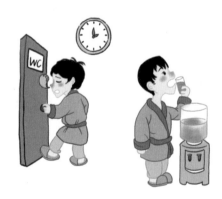

糖尿病的典型表现是"三多一少"：多尿、多饮、多食、体重减少。

要想健美，把脾养好最靠谱

皮肤不紧致、胸部不坚挺、嘴唇不红润，到底是什么令你的美丽大打折扣呢？其实这是你的脾在"闹别扭"了。脾主肌肉、统血，可不仅仅关系胖瘦，更关系到"面子"问题，爱美的人要格外关注脾的健康。

养好"脾气"，才能健美

● **脾气足，肌肉丰满**。"脾主肌肉"，脾气足，人体气血通畅，故肌肉丰满而富有弹性。而脾气虚者，面部肌肉呆板，全身肌肉酸懒乏力。

● **脾气足，脸不臃肿**。女性面部白里透红的胖可谓是富贵之美，其他多为虚胖。脾主运化水湿，脾虚失职，易导致水肿。

● **脾气足，皮下无瘀癍**。脾统血，脾气虚而无力统血则"血不循经"，皮下出血形成瘀斑。

● **脾气足，精神爽快**。脾气足者气血贯通，气色好，精神爽快；脾气虚则精神不振。脾气不健运者，可服用红枣茯苓粥。其做法是：红枣 20 克，茯苓 30 克，粳米 100 克。将红枣洗净、剖开去核，茯苓捣碎，与粳米共煮成粥即可。可滋润皮肤，增加皮肤弹性和光泽，起到健脾养颜的作用。

胸部下垂，脾也要负责

中医认为，乳房所处位置为胃经所经之处，而脾胃为后天之本，气血生化之源，一旦脾胃虚弱，则气血化生乏源，乳房失去濡养，就会下垂。

一般因气血不足造成胸部下垂的女性，还会出现经期推后、经量稀少等现象。这时如果能够及时调理脾胃，保持气血畅通、气血充足，可以有效地避免乳房下垂。

要使气血充足、乳房健美，最简单的方法就是每天按摩加食疗。

按摩上，用拇指或示指、中指，也可用大小鱼际在胸廓各部及颈根、肩部做旋转按摩，然后重点点压膻中穴、乳根穴这两个穴位。点压时先旋揉后点压，在各个穴位处点压 10 秒钟，反复 2 ~ 3 次，最后再以揉捏法按摩一遍。

食疗上，建议女性每天喝一杯豆浆，或者吃一块豆腐。大豆中的大豆异黄酮是一种植物雌激素，能使女性胸部更丰满。另外，还可以常喝木瓜红枣莲子汤、核桃松仁小米粥，既养脾胃又补气血，还可以起到一定的丰胸作用。

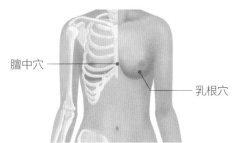

膻中穴

乳根穴

延缓衰老得从健脾开始

中医里有一句话，"养脾胃就是养元气，养元气就是养生命"，脾胃是否健康是决定人寿命长短的一个重要因素，脾胃好能长寿。一项针对 1 258 名 70 ~ 82 岁老年患者的研究发现，在排除老年人口学特征、身体活动量、营养等影响因素后，脾胃健康、胃口好的老人，死亡风险更低。

延缓衰老，从 50 岁开始

延缓衰老应以 50 岁为年龄界限，70、80、90、100 岁为轴线。延缓衰老的标准是：70 岁精力充沛、头脑清晰、健步徐行、谈吐自如、情绪乐观、兴趣横生、视力不减、鹤发童颜，80 岁可以工作，90 岁可以看书，100 岁与顽童游戏，无疾患于身。

脾虚阻络、肌肉萎缩为表现

脾虚阻络是衰老发生的重要因素。脾虚所造成的湿、痰都会堵塞经络，经络堵塞是造成人衰老的主要原因。脾主肌肉，老年患者极易肌肉萎缩。因此，老年人可通过适当的身体活动来疏通气血、强身健体，如打太极拳、散步、慢跑、跳舞、平地骑车、打羽毛球等低强度运动，运动宜选择黄昏时分，且空气清新的地方，注意每日定时、定量、有规律地运动，以不疲劳为度。运动时要注意安全，以防跌倒、发生骨折等意外事故。另外，还可通过按摩来疏通经络，如有规律地按摩腹部，可增加肠胃蠕动、促进消化、缓解便秘等。

消化不好，须注意饮食

脾为"后天之本"，步入老年，脾胃虚弱，消化、吸收能力往往不好，因此，老年人的饮食尤其要注意。

● 宜少食多餐。若多食少餐，将会引起饮食积滞不化，应经常保持似饥似饱的状态。

● 饮食摄入应注意三高一低四少，即高植物蛋白、高纤维素、高维生素、低脂肪、少油、少盐、少糖、少辛辣。

● 多吃新鲜蔬菜、水果。如果牙齿不好，咀嚼能力差，可适当喝些蔬果汁。

● 每日摄入水量保持 1 500 ~ 2 000 毫升。

● 进食应细嚼慢咽，食物要烧熟煮透。

● 忌烟、酒，忌食油煎、烧焦、腌制、发霉、坚硬的食品。

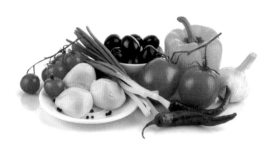

爱操心的现代人为何多得脾胃病

中医认为，脾在志为思，思伤脾。中医在谈意志的时候认为，意是脾的神明，所以说脾在志为思。如果思虑过度，操心多了，就会损伤脾气，影响食物的消化和营养的吸收，以致出现食不知味或不思饮食，人就会消瘦。

思虑过多会伤脾

中医认为："思则气结。"思虑过度，容易使神经系统功能失调，消化液分泌减少，出现食欲不振、纳呆食少、形容憔悴、气短、神疲乏力、郁闷不舒等。思虑过度不但伤脾，还会导致睡眠不佳，日久则气结不畅，百病随之而生。

现代医学还认为，思虑过多会引起肠胃神经官能症、消化不良，甚至引起胃溃疡。从中医观点来说，由于脾运化不好，容易引起气结，导致腹部胀满，从而出现气血不足、四肢乏力的症状，形成气郁，并进一步发展为血瘀、痰瘀。思虑过多还会引起女性月经提前、延后，甚至闭经。

易得脾胃病的人群

有些人在思考问题或专注做事时，就忘记了吃饭或者简单凑合吃一顿。偶尔一两次也许并无大碍，长此以往，就有健康之忧。如孔子之"三月不知肉味"，并非指他光不知"肉"味，其实也一定是不知"饭"味和"菜"味。

久之则口中乏味，身体不适，这些都是"思伤脾"的具体体现。

还有，经常用脑的人，脾胃功能都不怎么好，为什么？因为我们每天都要吃饭，吃完饭的时候，人的气血都往胃上走，帮助胃消化去了。如果这时候你的气血往脑子上去了，不往胃上走，那么天长日久，脾胃的功能就要受到影响了。

比如说有很多司机，特别是开长途汽车的司机，他们中许多人都有胃病。为什么？就是因为他的职业习惯，只要他往车上一坐，他就要集中注意力开车，那血自然就往脑袋上走，你想想，他的血老往上走，而吃进的食物得不到充分的消化，那么时间长了体内的病就钻出来了，最典型的就是胃溃疡、胃下垂等疾病。所以中医说思和脾胃之间的关系是忧思伤脾，思则气结，就是这个道理。

为了保证我们的健康，人们在生活、工作中一定要注意，思虑不能太过。即使思考，也要注意饮食营养和调节情绪，尤其不要"废寝忘食"，否则，失去了健康，得不偿失。

心情不好没胃口，很伤脾胃

好的胃口、好的心情常让人觉得生活很幸福，而好胃口、好心情之间又存在些许联系。比如胃口总不好，就会影响到平时的心情；而心情愉快，通常也会胃口较好。

为何心情不好没胃口

胃口真是个奇怪的东西，有时明明对着一桌喜欢的菜，就是吃不下去。原来，胃口好不好并不仅仅与饥饿有关，有时候还是"跟着心情走"。因此，人在闷闷不乐、惴惴不安，甚至过于兴奋或亢奋时，都可能有吃饭不香、味同嚼蜡的感觉。

人的悲伤会引起自主神经功能紊乱，导致肠胃蠕动减慢，并使肠胃充气，告诉大脑"我不饿"。所以，那些遭受挫折或沉浸在痛苦中不能自拔的人，往往有食欲减退或拒食的表现。此外，当人遭受意外刺激感到恐惧、愤怒、厌恶时，体内血液会大量涌向大脑、四肢和心脏，大脑进食中枢抑制、饱食中枢兴奋，会使食欲大大下降。

笑是给脾胃最好的礼物

人在生气、愤怒、怨恨或焦虑时，胃和脸一样充血发红；人灰心丧气、悲伤或忧郁时，胃就变得苍白，胃液分泌不足，活动也减少。可见，笑是给脾胃最好的礼物。

生活中每个人都要学会"笑"对人生，看看喜剧片、收听相声、小品，读读笑话，欣赏漫画，使自己笑口常开，青春常在。不过，开口笑要发自内心真诚地笑，如果只是装出来的笑，对身心反而不利。因此，在笑之前要用真诚的心感受美好世界，发自内心地去笑。

相应的饮食处方

对情绪低落的人，可用3克西洋参泡水饮或口含，或用制附子10克炖肉吃（制附子用纱布包好，先水煎1小时，加肉再煮1小时，吃肉喝汤）。对亢奋型的厌食，有两种调理方法：其一，可用大黄、栀子各3～5克煎水喝；其二，可用5克桑叶、2克黄连泡水喝。

饮食不规律，内伤脾胃百病生

众所周知，饮食必须要由脾胃共同工作才能正常转化为气血能量。但是，许多人对脾胃粗心大意，关心不够，使脾胃经常受伤害。比如说，有的女性朋友为了追求身材苗条，不吃饭，饮食不规律，容易引起月经不调、手脚冰凉。中医讲百病生是指如果脾胃虚弱，五脏、六腑、经络、四肢都会失养，人极易生病。

过度节食，女人烦恼多

有的年轻女性，为了身材苗条，拼命节食，结果不来月经了，服用了很多活血通经的药物也无效，这是为什么呢？因为体内的气血严重不足了，已无经可通。这种情况只有调理脾胃、养足气血，月经才能逐步正常。

还有一个问题，很多年轻女性没有意识到，不科学的减肥和不规律的饮食正使她们的肠道提前老化，"20岁的年龄，50岁的肠道"现象越来越多。有位妙龄女郎，因不满意自己略胖的身材，进行了长时间的节食减肥，每餐饮食基本以青菜、水果为主，外加减肥茶，很少吃主食及肉类。几个月后，虽然身材变苗条了，但麻烦也随之而来——她常出现腹部不适、食欲不振、便秘等症状。刚开始她买药给自己调理，直到面色晦暗、消瘦、出现典型营养不良后，才去医院检查，结果发现其肠道功能已经退化。

所以，女人过度节食不仅会造成营养不良，还会使体内雌性激素分泌减少，引发月经紊乱。雌性激素分泌减少还不利于血液循环及体内脂肪的合理分布，使皮肤失去光泽和弹性，手脚变得冰凉，脂肪向腰部积聚等。

三餐颠倒，男人提前老

一日三餐合理的食物分配总则是：早餐吃好，中餐吃饱，晚餐吃少。然而男人压力大，往往三餐颠倒：早餐顾不上吃，中午糊弄一顿，晚餐去应酬，暴饮暴食。长此以往，会引起慢性胃炎，有的还会患上脂肪肝、胆囊炎、胆结石等。早饭不吃、晚上猛吃，使人的血脂、血糖、尿酸等容易升高，导致男性早早患上高脂血症、糖尿病、痛风等慢性病，加速人体衰老。

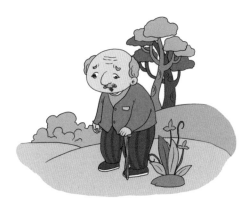

男人不注意养脾胃，可能会早早患上慢性病，加速人体衰老。

1 分钟判断你有没有脾虚

想知道自己是否脾虚吗？不妨做做以下的测试题吧。早发现、早调养，防止脾虚越来越影响你的健康。A 类～C 类中，回答"是"最多的就是你属于的那一类。

【A 类】

1. 清晨起床，感觉胸闷气短、头昏脑涨。

2. 虽然不熬夜，睡眠质量也挺好，但是常有黑眼圈，眼袋也越来越大。

3. 四肢无力、倦怠、不爱说话、神疲乏力。

4. 早上排出的宿便形状软烂、黏腻。

5. 容易感冒。

6. 脸色发黄、无光泽。

7. 失眠。

8. 发胖（虚胖）。

【B 类】

1. 饮食稍有不慎就容易呕吐。

2. 舌头边缘常有牙齿压出来的齿痕。

3. 月经量过多。

4. 便血。

5. 冬天怕冷，夏天怕热。

6. 咳嗽、哮喘。

7. 小腿水肿（包括产后）。

【C 类】

1. 久泻。

2. 脱肛。

3. 患有胃下垂。

4. 肾虚。

5. 患有高血压、高脂血症、糖尿病中的一种或多种。

6. 患有慢性胃炎。

诊断分析

A 类：轻度脾虚

轻度脾虚的人往往只涉及 A 类现象中的一个或多个，多因或饮食不节制，或过度疲劳，或用脑过度伤脾所致。

B 类：中度脾虚

中度脾虚的人会有 A、B 交叉现象，多因脾气虚衰进一步发展而成。也可因饮食失调，过食生冷，或因寒凉药物太过，损伤了脾的阳气所致。

C 类：重度脾虚

脾胃功能不强、元气虚弱是内伤疾病的主要原因，所以脾虚到一定程度会百病丛生。此时如果由脾虚入手治疗，许多慢性病都会得到意想不到的疗效。

第

②

章

脏腑和谐,
健康无忧

脾、肝、心、肺、肾五脏都是"天生我材必有用",而且
脏器之间不是孤立的,是彼此密切联系着的,五脏之间
在生理活动和病理变化上有着必然的内在联系,因而形
成了脏器之间相互滋生、相互制约的关系。

脾与胃亲如手足

脾与胃相表里

脾与胃同居中焦，以膜相连，两者构成表里配合关系，具有"升清降浊"的生理功能，且同为人体气机升降之枢纽。脾与胃一脏一腑彼此互相依赖、相互制约，保持动态平衡，共同完成饮食的消化和吸收功能。

脾胃的"升清降浊"

脾气以上行为顺，胃气以下行为顺，一上一下，有升有降，生机不息。脾主升，是说脾不仅消化水谷，还能吸收和输布水谷精微。水谷入胃后，经胃的腐熟消化，脾才能将水谷精微输布给脏腑，以营养四肢、皮毛、筋骨、肌肉等组织，从而推动机体的新陈代谢，维持正常的生命。胃主降，是说胃除腐熟与消化水谷之外，还包括向下传送食糜到小肠的作用。胃的向下传导是胃气和降的具体表现，只有胃气和降功能正常，食糜才能有规律地下降传至小肠进行吸收活动，并保持肠胃虚实更替、"实而不满"的生理状态。脾胃的"升清降浊"是相互协调的，一方失调，必引起另一方异常。

一般来说，如果病症中表现为吐，是与胃有关；表现为泻，是与脾有关。

脾经和胃经

脾属阴，胃属阳，中医总把脾和胃联系在一起，这是因为足阳明胃经与足太阴脾经相表里。足太阴脾经从足上行属脾络胃，足阳明胃经从头下行属胃络脾，故脏腑之气各应顺其经脉的走向循行。

另外，脾经和胃经当令时，对应时辰来养生，可以起到事半功倍的作用。

脾、胃经当令	对应时辰	养生事项
胃经当令	上午7~9点	胃最活跃的时间，一定要吃早饭，早晨喝些小米粥就很好
脾经当令	上午9~11点	大脑最具活力的时间，是人一天当中的第一个黄金时间，工作、学习最有效率。另外，脾虚的人在此时吃健脾药效果最佳；有高血压的人，此时应服降压药以防午时气升导致血压升高

胃不好，脾受牵连

中医认为，讲脾不离胃，讲胃不离脾，脾胃是个整体概念，包括整个消化系统。脾与胃在生理上紧密联系，在病理上也相互影响。脾不健运，势必会影响到胃的腐纳功能；胃的腐纳功能不好，必然会影响到脾的运化，所以临床上患者往往同时出现食欲不振、饭后腹部胀饱、消化不良等症状。

胃不好，伤胃气

中医认为，胃主受纳，腐熟水谷，犹如水磨，将水谷磨为食糜，下传小肠分清泌浊。浊者系糟粕，下达大肠，经大肠转化排出体外；清者即为精微营养物质，由脾运化转输五脏，以滋润濡养机体，是支持生命的重要物质基础和能量来源。

胃不好，水谷不能腐熟与消化，人体就得不到营养物质和气血能量，进而导致胃气弱。中医说的胃气，其实是广义的，并不单指胃，还包含了脾胃（包括大肠、小肠）的消化和吸收能力、后天的免疫力、肌肉的功能等。这里的胃气其实已经包含了脾气。

早餐吃热能保护胃气

辰时要吃早餐，且早餐要吃热食。吃热食才能保护胃气。早晨体内的肌肉、神经及血管都还呈收缩状态，假如这时候你再吃喝冰冷的食物，会使体内各个系统更加挛缩、血流更加不畅。天长日久，你会发现怎么也吸收不到食物的精华，好像大便总是变稀、皮肤越来越差、喉咙总是隐隐有痰不清爽，时常感冒，小毛病不断。这就是伤了胃气，伤了身体的抵抗力。

胃不好，炒菜用黄油

如果经常感觉食欲不佳，胃不舒服，不妨尝试用黄油炒菜。相比植物油，黄油中脂肪含量较高，炒出来的菜会更香一些，起刺激食欲的作用。同时，还能摄取充足的维生素 A 和维生素 D，而植物油中维生素 E 含量较多；相比猪油（也就是我们常说的大油），黄油同时含有饱和脂肪酸和多种不饱和脂肪酸，不饱和脂肪酸对肠胃刺激小；猪油中不含维生素，不易消化，而且饱和脂肪酸含量多，胆固醇高。

脾胃不和，全身遭殃

中医认为，脾主升清，胃主降浊。脾胃健运，升则上输心肺，降则下归肝肾，才能维持气机的正常升降运动。若脾气不升，胃气不降，则气机紊乱，容易造成脾胃不和。

脾胃不和的表现形式

升降失调证	脾气宜升而反见下陷，可见便溏、飧泄，甚至短气、昏蒙；胃气宜降而反见上逆，可见反胃、痞满、纳呆、恶心或呕吐。
脾弱胃强证	常会出现食后脘腹胀满的症状。脾气虚弱，运化失司，则可见消瘦、便溏；胃气过强，腐熟水谷的功能过于亢进，可见消谷善饥。
脾强胃弱证	主要表现为纳食力弱而消化较快，临床常见"饥而不能食"。脾强可见食少反胖，胃弱可见不思饮食，食之无味，稍食即饱，甚至反胃。
脾湿胃燥证	脾喜燥恶湿，胃喜润恶燥，湿邪过重可见湿困脾阳诸证，如纳呆、身重倦困、头重如裹等。热病后期或久病不复，消损胃中阴液，胃阴不足可见口干、喜饮或不欲食。

常练呼字功健脾胃

"呼"字属土，常练六字诀中的呼字功，可以培养脾气，提高食欲，调理脾胃功能，对缓解脾虚、脾胃不和、腹胀、腹泻、食欲不振都有好处。具体做法为：

- **口形：** 撮口为管状，舌放平用力前伸，微向上卷。
- **做法：** 两脚开立，与肩同宽。两膝微屈，头正颈直，含胸收腹，直腰拔背，两手臂垂于两侧，全身放松。采用腹式呼吸，用鼻吸气，用口呼气，舌尖轻抵下牙。两手自小腹前提起，手心朝上，至脐部时口吐"呼"字音，左手外旋上托至头顶，同时右手内旋下按至小腹前。呼气尽吸气时，左臂内旋变为掌心向里，从面前下落，同时右臂回旋掌心向里上穿，两手在胸前交叉（左手在外，右手在里），两手内旋下按至腹前，然后自然垂于体侧。练习 5 ~ 10 分钟后，静养 3 分钟，调息。
- **功效：** 口吐"呼"字可排出脾胃之浊气，同时，通过两掌与肚脐之间的开合，外导内行，使整个腹腔形成较大幅度的舒缩运动，可促进肠胃蠕动、健脾胃。
- **注意：** 一般在饭前或饭后一小时练习，饮食过饱时不宜练习。练习时如有不适，应立即停止。

健脾胃常练舌

中医认为，人的舌头与内脏有着密切联系，舌体的各部位都和脏腑各部位相对应。如能经常运动舌头，可增强内脏各部位的功能，健脾胃，强身健体。

● **赤龙搅海**：舌在口内舐内侧齿龈，由左至右、由上至下为序，做 12 次。然后，舌以同一顺序舐摩外侧齿龈 12 次。此法可调和阴阳、健脾和胃、固齿祛病、轻身健体。

● **鼓漱华池**：口唇轻闭，舌在舌根儿的带动下在口内前后蠕动，当津液生出后要鼓漱有声，共 12 次。津液满口后分 3 次徐徐咽下，引入丹田，此谓"玉液还丹"，即玉液灌溉五脏，润泽肢体，可健运脾胃、调和脏腑。

健脾胃常食土豆和蜂蜜

● **蜂蜜**。中医认为，蜂蜜有健脾胃之功。水土不服与脾胃虚弱关系密切，因此出现水土不服的症状时，不妨在睡前喝杯蜂蜜水。

桂花蜜被誉为"蜜中之王"，具有很好的养胃作用。

● **土豆**。早有中医文献记述，食用煮熟的土豆能健脾胃、润肺，兼有解毒、消炎的作用。

脾胃不和常会造成呕吐、腹泻等症状，下面两个方子很好用，大家不妨一试。

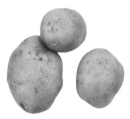

土豆被称为"地下水果"，补益胃气的功能突出。

● **姜汁蜂蜜饮**。用生姜汁 1 汤匙，蜂蜜 2 汤匙，加水适量煮开，趁热服用，每日 3 次，可治呕吐。晕车的人乘车前喝还可防止晕车呕吐。

● **蜜茶**。茶叶 3 克，蜂蜜 2 毫升，饭后以温开水冲饮一杯。有止泻养血、润肺益肾之功效，适宜便秘、脾胃不和等证服用。

平胃熨剂调理脾胃功能

热熨疗法是用一些中草药或其他传热的物体，加热后用布包好，放在人体一定的部位上，做往返或旋转的移动而进行治疗的一种方法。取生姜 90 克，厚朴、苍术、陈皮、炙甘草各 30 克，肉桂 15 克，均研成细末，装入布袋，置于脐中（神阙穴），热熨，一日两次。主治急性胃肠炎，痢疾等等。

脾与肾同心协力

先天与后天

脾为"后天之本"，肾为"先天之本"，把脾肾的基础打好了，体内就会源源不断地产生气血，再打通经络，什么病痛都可以远离人体了。

肾与脾的关系

肾与脾的关系主要表现在先天、后天相互滋生、相互促进。"脾为后天之本"，气血生化之源；"肾为先天之本"，是各脏腑功能活动的原动力。脾的运化离不开肾气的鼓动，肾气又需要脾化生的气血来提供营养。脾虚可以导致肾虚，肾虚也可以导致脾虚，二者都会形成脾肾两虚。因此对脾肾两虚证的治疗法，有"补肾不若补脾"和"补脾不若补肾"的学术之争。

先天生后天，后天养先天

根据中医"先天生后天，后天养先天"的理论，在补肾的同时也要注意健脾，对脾虚者应以补脾为先，因为脾虚也影响免疫功能，一些正气健脾药如党参、白术、茯苓等也能增强T细胞的功能。

别让"后天之本"累坏了

在五脏六腑这个大家庭中，脾好比是一个"贤内助"，每天在为其他脏腑运送食物精华，任务繁重，应该随时给"她"喘息、休整的机会。中医认为，善养生者，首当饮食有节，慎食五味，兼以适寒暑、忌劳累等以养脾。这就告诫人们，过饥过饱，食无定时，过分肥甘厚味，偏食冷饮，整日思虑过度、废寝忘食，都会伤脾，使脾的能力变得更加虚弱。

另外，我们平常吃得太急也会损伤脾胃。

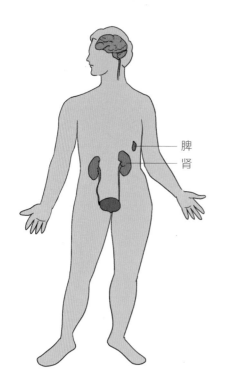

脾
肾

脾肾同补，治病求本

日常调理好脾胃功能，对养生很有必要。尤其是长夏脾气当令，天气炎热，雨水偏多，暑湿偏盛，更要养护好"后天之本"。

喝粥养好脾肾

粥容易消化，在胃中不仅不需要很多胃气来消化，还能够资助人体的胃气。这无论对于健康人还是患者，都有很好的保健作用。此外，老人和患者的胃气也相对较虚，喝粥是养气滋阴的好方法。

粥熬好后，上面浮着一层细腻、黏稠、形如膏油的物质，中医叫作"米油"，俗称粥油。粥油是米汤的精华，滋补力强。比如，老年人常有肾精不足的问题，如果常喝粥油，可以起到补益肾精、延年益寿的功效。慢性胃炎患者，常会感到元气不足，喝粥油能补益元气、增强体力，促进身体早日康复。

老人喝粥油的时候最好空腹，再加入少量的精盐，可起到引"药"入肾经的作用，以增强补肾益精之功效。另外，根据中医"药食同源"的理论，煮粥的时候加少许党参或太子参，对老人气虚、疲劳有效；加山药、莲子，可健脾补肾、强壮身体；加红枣、糯米，还有补气益血、养心安神的作用。

但须注意的是，无论是健康人还是患者，一日三餐总喝粥，对身体并没有好处。

健脾补肾的食物

五谷杂粮	蔬菜	菌菇	水果	肉	水产	干果
小米	韭菜	黑木耳	葡萄	牛肉	泥鳅	莲子
糯米	豇豆	香菇	猕猴桃	羊肉	鳝鱼	核桃
黑豆	山药	猴头菇	菠萝	鸭肉	虾	板栗

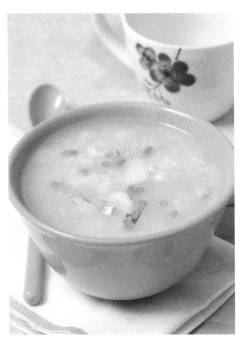

山药虾仁粥

材料 大米100克，山药80克，虾仁50克。

调料 葱花5克，精盐4克。

做法

❶ 山药去皮，洗净，切块；大米洗净，用水泡30分钟；虾仁洗净，切块。

❷ 锅置火上，倒入适量清水大火烧开，放入大米，煮沸后加山药块，小火煮至粥将熟，加入虾仁、精盐和葱花，稍煮即可。

功效 补肾健脾，增强免疫力。

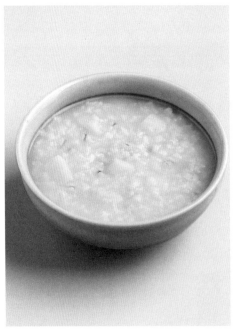

薏苡仁山药粥

材料 薏苡仁、大米各50克，山药30克。

做法

❶ 薏苡仁、大米分别淘洗干净，薏苡仁用水浸泡4小时，大米用水浸泡30分钟；山药去皮，洗净，切成丁。

❷ 锅置火上，倒入适量清水烧开，放入薏苡仁大火煮沸，再加入山药丁、大米，转小火熬煮至山药及米粒熟烂即可。

功效 健脾补肾。

山药乌鸡汤

材料 乌鸡1只，山药100克，枸杞子 5克。

调料 精盐3克，葱段、姜片各适量。

做法

❶ 山药去皮，洗净，切片；乌鸡宰杀 去内脏洗净，焯烫后捞出，冲洗干 净；枸杞子泡洗干净。

❷ 煲锅内加适量清水煮沸，放入乌鸡、 姜片、葱段，大火煮沸后改小火煲约 1小时，加山药煲20分钟，加枸杞 子续煲10分钟，加精盐调味即可。

功效 健脾益肾。

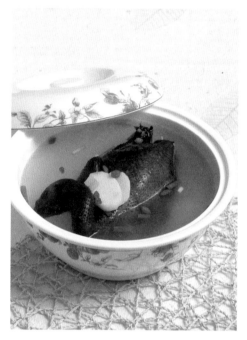

莲藕黑豆汤

材料 莲藕400克，黑豆50克，红 枣30克。

调料 陈皮、姜片各5克，精盐适量。

做法

❶ 莲藕去皮，洗净，切厚片。陈皮浸 泡，红枣洗净。

❷ 黑豆洗净，沥干，放入锅中（不放 油），干炒至黑豆皮裂开，盛出放入 清水里洗去浮皮，捞出备用。

❸ 锅置火上，加入适量水烧开，放入莲 藕、黑豆、红枣、陈皮、姜片，熬煮 至熟烂，放精盐调味即可。

功效 健脾补肾、清热解毒。

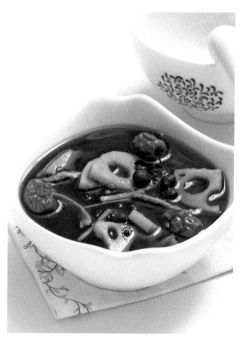

脾与肺母子连心

脾虚会导致肺虚

脾土生肺金，脾和肺之间就形成了"母子关系"。你想想，如果儿子缺钱了，会找谁要呢？在关键时刻，都会去找自己的母亲要。所以，当脾胃需要更多的气，就会从肺那里"夺气"，中医叫作"子盗母气"，就是儿子会到母亲那里"夺气"，这样会导致宗气虚弱，进而引发心肺疾病。所以说，脾虚会导致肺虚。

脾虚会引起肺弱

中医认为脾胃虚弱而导致肺气不足的病证，多属气虚。

因为肺主一身之气，肺有主持、调节全身经络之气的作用，且肺与宗气的生成密切相关。宗气是由脾胃化生的水谷精微之气与肺所吸入的清气结合而成。人的宗气积于胸中，它支持肺呼吸和心脏血液循环。

肺主气、司呼吸的功能依靠着脾气的资助。因为脾胃在气血化生中，起到化生水谷精微之气、提供物质基础、参与宗气的生成、滋养先天精微之气的作用。脾胃功能正常，则气的生成正常；脾胃功能失常，就会影响气的生成，引起气虚。

一旦气虚，在治疗上常以脾为本而肺为标，也就是说调养脾胃是根本。

脾胃虚易感外邪

脾胃虚会引起元气不足，也就是说脾胃不好，人的免疫力就会弱。免疫力低，人就容易感冒。因为中医认为，卫气来源于脾胃运化的水谷精微之气，靠肺宣发于肌表，它是机体抵御外邪的第一道防线。若脾胃之气衰弱，则元气不足，卫气也随之而虚，那么人体的呼吸道防御功能和免疫调节能力都会下降，邪气就会乘虚而入，导致人感冒而出现发热咳嗽等症状，还经常诱发哮喘病。老年人感冒一般都以低热为主，缠缠绵绵的，就是因为年纪大了，元气少了，气虚了。因此，老年人更要注意补气，营养一定要跟上。

对于气虚感冒，这里有一方剂很管用。取黄芪、百合各40克，桔梗30克，白术、防风各20克，以上诸药研为细末，每次9克，每日2～3次，开水冲服，7天为一疗程，或改为汤剂（照上方剂量各药减半），水煎服，每日一剂，分两次服用，一般服3～5剂即可。本方中的黄芪、白术都有健脾益气的作用，培土而实卫。本方不仅适用于气虚感冒缠绵不愈者，还适用于表虚卫阳不固而见易感、慢性鼻炎或气管炎者。

"培土生金"治法

"培土生金"治法是根据中医五行相生关系而确定的一种治疗方法，指用甘温补脾益气的方药来补益肺气，促进脾肺功能。因脾在五行中属土，肺在五行中属金，土能生金，故名。又称补脾益肺法、补益脾肺法。适用于因肺虚脾弱而出现的持久咳嗽、痰多清稀兼见食欲减退、大便溏薄、四肢无力、舌淡脉弱等证候。

脾虚型肺系疾病

中医认为，脾为生痰之源，肺为储痰之器。像咳嗽、咳痰等肺系疾病，多与肺脾不和有关。从中医五行相生来看，脾属土，肺属金，土生金，脾为肺之母，按照"虚则补其母"的治疗原则，常用"培土生金"的治法，健脾胃以益肺气，待脾气充实了，肺气也就能得到补充，肺虚之证自然就消失了。早在古代，医圣张仲景把这一相生关系应用于治病，用培补脾土的药物来治疗肺金的病变，如用生姜甘草汤治疗肺痿。迈入现代，医生还是用"培土生金"法治疗肺病，如用参苓白术散帮助治疗慢性支气管炎、慢性鼻炎、肺不张等。

治小儿反复呼吸道感染，健脾是根本

小儿反复呼吸道感染指上呼吸道和支气管、细支气管、肺等部位的反复感染或经久不愈，常以发热、咳嗽等症状反复发作或久治难愈为基本特征。中医认为，本病多为脾肺气虚所致，当以健脾为本，补肺为标。

参芪膏这个方子可健脾益气，适用于小儿反复呼吸道感染、咳嗽反复发作、咳嗽痰少、易出汗等，很管用。具体做法是：党参、黄芪各250克，将党参、黄芪洗净，冷水泡透，加水适量煎煮，每半小时取煎液一次，加水再煎，共煎3次，合并煎液，再继续以小火煎煮浓缩，装瓶备用。每次10克，每日两次，开水冲饮。

敷贴法治疗哮喘患儿

对哮喘患儿，可采用敷贴的方法防治，偏于脾肺虚损的患儿，宜选用调理脾肺功能的穴位，如脾俞、肺俞等穴位。不过在此提醒，两岁以下的患儿不宜进行敷贴治疗，以免诱发感染。

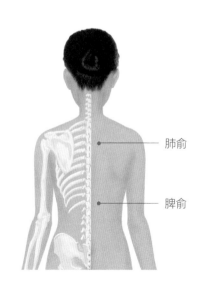

肺俞

脾俞

脾肺气虚怎么调

像慢性支气管炎、肺气肿等慢性病，多与脾肺气虚有关。因此中医认为，脾虚会引起肺弱，若一个人肺气虚，其典型表现是咳嗽总不见好。另外，老年人常会出现因肺脾气虚而导致的便秘。一旦出现脾肺气虚，要脾肺共调，才能标本兼治。

调养脾肺气虚最有效的食物及中药

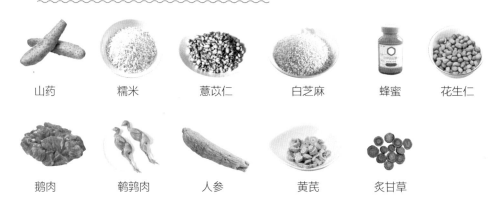

山药　　糯米　　薏苡仁　　白芝麻　　蜂蜜　　花生仁

鹅肉　　鹌鹑肉　　人参　　黄芪　　炙甘草

不让脾肺气虚导致久咳

● **脾肺气虚型慢性支气管炎**：表现为咳而少气、自汗、乏力、声低息微、食纳少、大便溏薄、舌淡、脉细弱。

● **食疗调养**：黄芪12克，猪肺250克，大米60克，调料适量。将猪肺冲洗干净，余去血水，切块，加水煮至七成熟时取出；黄芪水煎约20分钟后去渣取汁；大米洗净，加适量水煮粥，待沸后调入药汁、猪肺块，加精盐、葱、姜调味，煮熟即可。每日1剂，分早、中、晚3次服食，连服3～5日。可益气健脾、补肺止咳。

● **脾肺两虚所致之咳嗽**：表现为咳嗽总不见好、进食少、痰多而清稀、气短疲倦。

● **食疗调养**：百合15克，太子参15克，银耳10克，水煎服。可滋阴益气、润肺化痰。

肺脾气虚型便秘该怎么调养

老年人常会出现因肺脾气虚而导致的便秘，即虽有便意但临厕时使劲也难排出，且多流汗、自觉气短、便后疲乏、面白神疲、肢倦懒言、舌淡苔白。对于这种便秘，宜补肺健脾、益气通便。蜂蜜入脾、肺、大肠经，有益气润肠之功，可用蜂蜜50克，每日3次，连用2～3天，即有效。

大麦糯米粥

材料　大麦仁 70 克，糯米 30 克。

调料　红糖 25 克。

做法

❶ 把大麦仁、糯米分别淘洗干净，用水浸泡两小时。

❷ 锅置火上，加适量水，放入大麦仁，用大火煮至五成熟后，放入糯米，煮沸后，用小火熬到米烂粥稠，调入红糖即可。

功效　健脾胃、润肺生津。

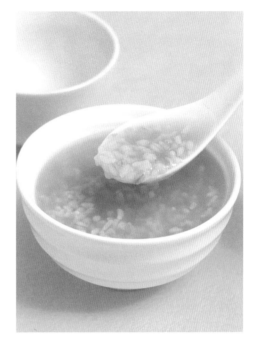

山药红枣羹

材料　山药 150 克，红枣 50 克。

调料　白糖、水淀粉各少许。

做法

❶ 山药去皮，洗净，切小丁；红枣洗净，去枣核。

❷ 锅置火上，倒入适量清水烧开，放入山药丁以大火烧开，转小火煮至五成熟，下入红枣煮至熟软，加白糖调味，用水淀粉勾薄芡即可。

功效　补中益气、滋阴润肺。山药补脾肺之气，中医有培脾土生肺金的说法，山药是治疗肺虚咳嗽的良药，对于久病虚损的慢性咳嗽患者，可以常吃山药调治。红枣健脾养胃、补中益气、润心肺。

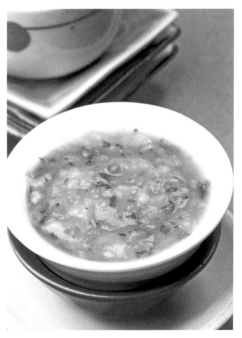

脾与肝患难与共

肝会把问题"转嫁"给脾

在各脏腑中，脾最容易受伤，其他脏腑出现问题都会直接伤害脾。例如当人们的心态不正常，第一个受到影响的是肝，但肝会把问题"转嫁"给脾，当脾承受不了的时候，要么吃不下饭，要么狂吃不已，这又反过来对脾造成更大的伤害，形成一种恶性循环。

肝与脾胃互相影响

常有患者对医生说，自己吃完饭还觉得饿，但肚子却是鼓鼓的，吃了肠胃药也不管用。实际上，这往往和压力过大或情绪不好导致的肝郁气滞有关，须先调好肝才能解决脾胃的问题。反过来，脾胃也会影响肝脏，比如脾胃无法很好地消化食物，使食物垃圾处理困难，堆积在肝脏里，从而影响肝的供血和其他功能，会导致脂肪肝的出现。

肝郁会影响脾土

思虑、焦虑、生气等精神因素会对脾造成一定影响。因为从中医的角度来说，肝属木、脾属土，一方面肝木克脾土，肝郁会影响脾土，此为肝气横逆犯脾，称为"肝脾不和"。患肝病者，脾胃必然不佳。同样，脾胃为"后天之本"，"脾胃一败，百病难回"。诸多病情加重多以食欲减退为先兆。

所以肝病可致脾胃虚弱，饮食不佳则会加重肝病，形成恶性循环。

肝虚亦能传脾

肝虚传脾，虽比肝实传脾少，但也较常见。如干呕、吐涎沫、头痛，或月经来潮时小腹冷痛，且伴呕吐食少，或大便溏薄，皆属肝脏虚寒波及脾胃之证候。

见肝之病，肝脾同治

肝病的病本在肝，其影响主要在脾。早在汉代，医圣张仲景就明确提出"见肝之病，知肝传脾，当先实脾……"现代医学也证实了这一点。肝病一旦发生，则往往表现为肝脾同病。肝病患者在疾病早期，往往表现为腹胀、腹痛、纳呆、便溏、乏力、精神倦怠等脾虚症状，而后才出现胁下胀痛或刺痛、口苦、黄疸等肝病自身的症状。且现代医学认为，慢性肝病患者若不能康复，可演变为肝硬化甚至肝癌，继则出现脾肿大、脾功能亢进、贫血等。

在中医里，常见的肝脾不和、肝胃不和、肝郁脾虚、肝血亏虚等证，都是肝脾同病的体现，故治疗肝病，不仅要先实脾气，更要肝脾同治。肝气畅达，脾气健运，则肝病自然痊愈。

"实脾"就是要调补脾

许多医家认为"实脾"就是补脾，肝病实脾即补益脾胃，使"脾土不受邪"。实际上，"实脾"是调补脾之意，并不是单纯的"补"，而是"调"与"补"的有机结合。

怎么来"补"

"补"指在脾虚的情况下，采用"甘味"之药健脾补中，加强脾胃生化气血的功能，既防病邪入侵又可滋生肝血，使肝有所藏。中医常用人参、黄芪、白术、炙甘草、蜂蜜、饴糖等来补脾。

怎么来"调"

"调"指用调和之法，以防脾土壅滞，从而维持脾正常的运化功能，同时改善肝的病理状态。中医常用陈皮、佛手、木香、青皮、焦三仙等来调脾。

同补肝脾的有效食物

五谷杂粮	蔬菜	菌菇	水果	肉	水产
高粱	油菜	黑木耳	木瓜	兔肉	带鱼
玉米	洋葱	香菇	草莓	鹌鹑肉	甲鱼
荞麦	马齿苋	草菇	山楂	鸭肉	鳝鱼

肝脾不足会致眼皮"跳舞"

有的人眼皮一天到晚经常跳，尤其是对着电脑时间太长时，眼皮就会跳起来。这到底是怎么回事呢？其实，眼皮"跳舞"不是一个独立的病，而是一个症状。中医认为，"肝开窍于目"，眼睛的毛病与肝脱不了干系；但眼皮由肌肉组成，而"脾主肌肉"，因此，与脾也有关系。所以，眼皮跳与肝脾都有关系，主要是由于用眼过度或精神紧张引起肝脾不足所致。患者可找中医确诊，根据病情采取针灸或内服中药治疗。

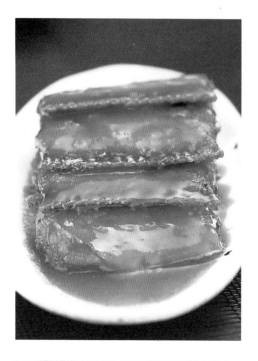

醋烹带鱼

材料 带鱼 300 克。

调料 醋 10 克，料酒、酱油各 15 克，姜末、蒜末各 5 克，花椒适量。

做法

❶ 锅内倒入适量油，待油烧热时，转小火，将带鱼段放入锅中煎至表面金黄，捞起，控干油。

❷ 油锅烧热，加入花椒粒炒香，加入姜末、蒜末，加入酱油、醋，加入少许料酒，加入煎好的带鱼段，翻炒两下，稍焖两分钟入味即可。

功效 带鱼对脾胃虚弱、消化不良者尤为适宜。带鱼可用作迁延性肝炎、慢性肝炎辅助疗法。

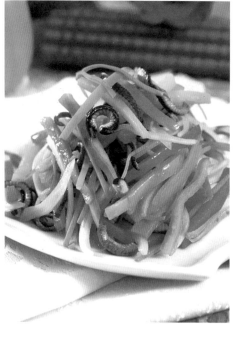

七彩鳝鱼丝

材料 鳝鱼丝 400 克，绿豆芽、红椒丝、黄椒丝、柿子椒丝、胡萝卜丝、洋葱丝各 20 克。

调料 酱油 10 克，姜片、白糖、淀粉各 5 克，精盐 3 克。

做法

❶ 鳝鱼丝用酱油、白糖、淀粉和水搅拌均匀，腌渍 10 分钟；绿豆芽洗净。

❷ 油锅烧热，放入鳝鱼丝滑熟，捞出沥油；锅留底油，放入洋葱丝和姜片炒香，倒入红椒丝、黄椒丝、柿子椒丝、胡萝卜丝、绿豆芽、鳝鱼丝炒熟，用精盐调味即可。

功效 鳝鱼入肝、脾、肾三经，能补肝脾、补虚劳、强筋骨、祛风湿。

泥鳅豆腐汤

材料 活泥鳅250克，豆腐块200克。

调料 葱段、姜片各5克，精盐3克。

做法

① 活泥鳅宰杀，去鳃和内脏，冲净，切断；豆腐块放精盐水中浸泡5分钟。

② 锅置火上烧热，倒入适量植物油，放入泥鳅段略煎，淋入适量清水，放入豆腐块、葱段、姜片，大火煮开后转小火煮至汤色发白，加少许精盐调味即可。

功效 能补脾利湿，对黄疸、小便不利及脾虚胃弱者有良效；对迁延性和慢性肝炎患者肝功能的改善也有明显作用。

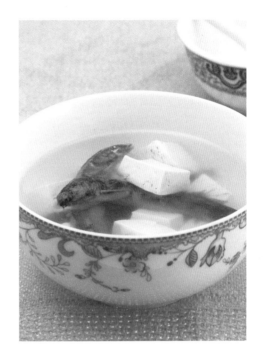

清蒸甲鱼

材料 甲鱼1只，五花肉片50克，香菇片、火腿片各25克。

调料 葱段、姜片、蒜末、料酒、水淀粉、香油各适量，精盐3克。

做法

① 甲鱼处理干净，入沸水中焯透，捞出揭壳剁成块，洗净，加精盐和料酒抓匀，腌渍15分钟。

② 将甲鱼加壳完整放碗内，加五花肉片、香菇片、火腿片、葱段、姜片、蒜末、香油，置蒸锅上用中火蒸30分钟，取出，拣出葱段和姜片；炒锅置火上，倒入蒸甲鱼的原汤烧沸，用水淀粉勾芡，淋在蒸熟的甲鱼上即可。

功效 益气补虚。

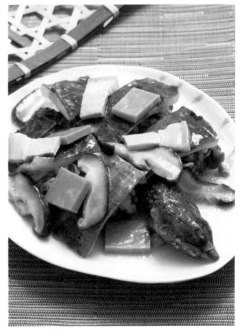

脾胃与心同心共筑

脾虚，心血也易虚

中医认为，心主血，指心与血液的生成有关，水谷精微经脾的转输升清，复注于心，化生为血。在这个过程中，脾统血，脾又为气血生化之源，故心与脾共同负责血液的生成和运行。倘若脾气虚弱，运化无力，气血生化无源，或脾不统血，出血过多，可导致心血不足，思虑过度，暗耗心血，损伤脾气，最终形成"心脾两虚"的病理变化，而见眩晕、心悸、失眠、多梦、腹胀、食少、体倦等证。

心脾两虚证的表现

失眠多梦，眩晕健忘，心悸怔忡，面色少华，腹胀腹泻，饮食减少，疲乏无力，神倦懒言，或便血，皮下出血，崩漏，或妇女月经量少色淡，甚至闭经，舌质淡嫩，苔白，脉细弱。以心悸失眠的心血虚证和腹胀腹泻的脾气虚证及慢性出血证为临床特征。

心脾两虚是如何形成的

心脾两虚证多由急性或慢性出血，或消耗性疾病使血液丢失过多，或后天脾胃虚弱，血液化生不足而致心血虚；劳倦思虑过度，或病久失于调理，损伤脾气而出现的心血亏损，脾气不足所表现的证候。

中医认为，心主血、行血，脾统血、生血，为后天之本，两者在血液的生化、运行、统摄方面关系密切。若身体脾气虚弱，则人体化生气血的能力就不强，这会导致血虚，加之脾气不足，不能固摄血液，血液溢出血管外而为出血，终致血容量不足，心失所主，心血亦虚；若心血亏虚，脾失所养，则脾气亦虚，血液的生成不足，固摄失职，又可进一步加重心血虚证，而形成心脾两虚证。心脾两虚证除具备血液的病变（血虚、出血）外，还有脾气虚所致的消化功能失职的表现。

补心脾的有效食物

五谷杂粮	蔬菜	水果	肉	干果	调料
红薯	苦瓜	桂圆	羊肉	莲子	红糖
赤小豆	胡萝卜	西瓜	鹌鹑肉	红枣	肉桂

心胃相关：治脾胃病先调心

心胃相关，顾名思义就是说心胃在病理上相互影响。生活中不少肠胃病患者稍有些不舒服，就会琢磨自己的病情：是轻了、重了，还是恶化了？老是提心吊胆的，以致饭也不想吃，觉也睡不好，结果病情反而变得严重，恢复得也慢。所以得了脾胃病，养心很有必要。

为什么说心胃相关

中医认为，"心者，五脏六腑之大主也，精神之所舍"，"心者，君主之官也，神明出焉"。说明心在五脏六腑中的主导地位与作用。

人体是一个有机整体，各脏腑之间也是互相联系、不可分割的。在生理上，心支配着中焦脾胃的运化，脾胃供给心脏气血营养。病理上，心功能失常会影响脾胃功能，脾胃功能失常反过来也会影响心功能。所以基于这样的心胃相关认知，胃病在治疗上要健脾胃与养心安神并用。现代医学则认为，消化系统功能性疾病极易随着情绪的变化而反复发作。

治疗肠胃病还要先调心

现代人由于压力大、工作忙等原因，往往心情不够畅快，甚至常常"气得吃不下饭"，成为肠胃病致病和反复发作的病因。所以，心理因素与精神因素是造成肠胃病的主要原因，它的主要症状是持续存在或者反复发作，最常见于功能性消化不良、便秘、胃食管反流病等。对于因心理与精神因素导致的肠胃病，调心是治疗的必要一步。

补心胃的有效食物

五谷杂粮	蔬菜	水果	肉蛋	菌菇	其他
绿豆	苦瓜	哈密瓜	羊肉	猴头菇	牛奶
黑豆	茼蒿	草莓	鸭肉	银耳	酸奶
赤小豆	莲藕	樱桃	鸡蛋	黑木耳	蜂蜜

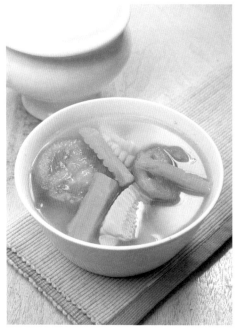

苦瓜番茄玉米汤

材料 苦瓜 100 克，番茄 50 克，玉米半根。

调料 精盐 2 克，味精 1 克。

做法

1. 苦瓜洗净，去瓤，切段；番茄洗净，切大片；玉米洗净，切小段。

2. 将玉米、苦瓜放入锅中，加适量水没过材料，大火煮沸后改小火炖 10 分钟后加入番茄片继续炖，待玉米完全煮软后加精盐和味精调味即可。

功效 苦瓜入心、脾、胃经，有清心明目、补脾胃、止痢等功效；番茄有健胃消食之功；玉米健脾、开胃、除湿。本汤健脾养心，既有助于消化，又能清热泻心火。

山药莲藕桂花汤

材料 莲藕 100 克，山药 50 克。

调料 桂花适量。

做法

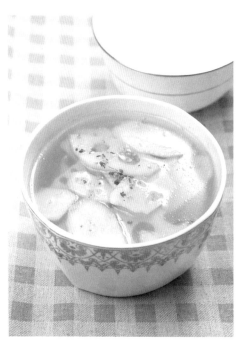

1. 莲藕去皮，洗净，切片；山药去皮，洗净，切片。

2. 锅内放适量清水，先放入藕片，大火煮沸后，改小火煮 20 分钟，然后放入山药片，用小火继续煮 20 分钟，加入桂花小火煮 5 分钟即可。

功效 山药可补中益气、助五脏，且含有大量的黏蛋白能保护人体心血管，对养心脾很有帮助；莲藕入心、脾、胃经，有健脾补胃、益血止泻之功；桂花可暖胃平肝，缓解痰结、牙痛、口臭等不适。本汤补脾养胃、润肺护心。

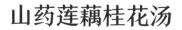

第

③

章

调理脾胃，
胃口好吸收好才吃得好

脾与胃以膜相连，一脏一腑同居中焦，在功能上相互为用，分工合作，整个脾胃的功能构成中气，脾胃中气对于人的生理起到很重要的作用。脾主运化，胃主受纳；脾以升为主，胃以降为和。脾升胃降，纳运正常，共同完成水谷精微的消化和吸收，化生气血，充养机体为"后天之本"。脾胃升降失和，化源不足，则诸病生焉。

不得脾胃病，
从良好的饮食习惯做起

每日三餐定时定量

胃和人体内的其他器官一样，需要有规律地工作。胃的活动，包括蠕动、分泌胃液等都是有节奏的。胃主要是容纳食物，其蠕动使食物进一步粉碎和搅拌，并和胃液充分混合成食糜。胃液中含有胃酸、内因子、胃蛋白酶和黏液，可对蛋白质进行初步消化。一般的食物在胃中4小时左右即被全部排入肠中。

严格遵守饮食规律

有规律的饮食，有利于主管消化道蠕动和分泌的自主神经系统有规律地活动，可以使胃形成有规则的节律性运动，有利于食物的消化。而当饮食不规律时，比如饮食不定时定量，饥一顿、饱一顿等，就会引起消化道的运动和分泌功能失调，使胃酸分泌和蠕动活动出现不协调，日积月累就会导致相应的肠胃疾病产生。

远离胃肠道疾病一定要有正确的饮食规律，定时定量，一日三餐。常言所说的"早餐吃好、午餐吃饱、晚餐吃少"是很有道理的。由于一般的食物在胃中约4小时即被全部排入肠中，因此除晚餐至次日早餐外，每餐

进食时间相隔在4～6小时为宜。而间隔时间过短，胃中食物未消化尽又进食，胃得不到休息，会影响胃的功能，久而久之，容易消化不良。

饮食要有节度

饮食要有节度，过分肥甘厚味，或过饥过饱、食无定时，都会伤脾胃，脾胃一伤，则诸病丛生。

有的人经常不吃早饭，中饭随便应付，晚饭又呼朋唤友大吃大喝，一个晚上要赶三四个饭局，如贪食过度或暴饮暴食，超越了脾胃的运化能力，就会导致积滞难消，使脾胃失运。有的女性朋友为了追求苗条，不吃饭，长期饮食不规律容易引起胃部功能紊乱从而导致胃下垂。

吃时令食物为主

"有节"还有一个意思：如果冬天的东西到夏天吃就不叫有节；夏天不生长这个东西，你偏要去吃这个东西，这叫"逆之"，"逆之则灾害生"，所以我们要吃的食物要以时令为主。现在可以吃到任何时节的新鲜蔬菜，这不一定是好事。

养成细嚼慢咽的好习惯

有些人吃完饭后经常打嗝儿，其实，这可能是因为吃饭时吃得太快了。吃得太快的话，容易把空气和食物一起咽下去，造成胀气。要避免这一情况，吃饭时最好细嚼慢咽。

细嚼慢咽虽然是一种单纯的口腔动作，但并不只是关系到口腔的问题，它对于人的健康与防病也有很大的影响。若在吃饭时养成细嚼慢咽的习惯，也是养生之妙道。

细嚼慢咽的十大好处

如今患口腔疾病的人越来越多，与所吃的食物太精细以及"狼吞虎咽"不无关系。而细嚼慢咽至少有十大好处：

- 预防口腔疾病
- 增进营养吸收
- 增强食欲
- 减少胃肠道疾病
- 有利于减肥
- 有利于面部美容
- 保护视力
- 促进血液循环
- 有利于防癌
- 抗衰老

"八分饱"从细嚼慢咽开始

"常吃八分饱，延年又益寿"，一点儿不错。这"饱"的尺度到底如何拿捏呢？"七八成饱"就是吃饭应该停在可吃可不吃的时候。你可能觉得胃里没满，但这时不吃也无所谓，这种肚子不胀、不打嗝儿的意犹未尽状态，其实是最健康的。

要想做到只吃"八分饱"，最好的办法就是细嚼慢咽。

第一，把握好吃饭的时间，最好在感到有点儿饿时开始吃饭，而且每餐在固定时间吃，这样可避免太饿后吃得又多又快。

第二，吃饭至少保证20分钟，这是因为从吃饭开始，经过20分钟后，大脑才会接收到吃饱的信号。

第三，每口饭都要咀嚼30次以上。

第四，用小汤匙代替筷子，减慢速度。

第五，每次少盛一点儿，吃饭前喝两杯水或是喝碗汤。

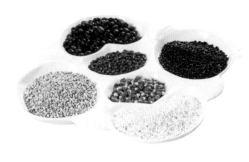

饭前喝汤：护养脾胃的处方

"饭前喝汤，胜似药方"的说法有一定的科学道理，因为从口腔、咽喉、食管到胃，是食物消化的必经通道，吃饭前先喝几口汤或喝一点水，等于给这段消化道加点"润滑剂"，使食物能顺利下咽，防止干硬食物刺激消化道黏膜。吃饭中途不时进点汤水也有益，因为这有助于食物的稀释和搅拌，从而有益于肠胃对食物的消化和吸收。若饭前不喝汤，吃饭时也不进汤水，则饭后会因胃液的大量分泌使体液丧失过多而产生口渴，这时才喝水，反而会冲淡胃液，影响食物的吸收和消化。

汤该在什么时候喝呢

有一句话叫"无汤不成席"，这是因为汤在煲制中，各种原料的营养成分能得到最充分的渗出。那么，汤该在什么时候喝呢?

西餐的汤总是第一个上场，而且量不太多，一小碗而已。其实这才合乎养生原则，因为适量的汤既可在餐前用来暖胃，又可让饿坏了的我们不至于一下子狼吞虎咽而吃得太多、太急。中国人习惯饭后喝汤的最大问题，在于汤会冲淡食物消化所需要的胃酸，阻碍正常的消化，所以，吃中餐时同样应先喝汤。

饭前喝汤有讲究

饭前喝汤，喝多少、何时喝，这些都是有讲究的。一般中、晚餐前以喝半碗汤为宜，而早餐前可适当多喝些，因为经过一夜的睡眠后，人体内的水分消耗较多。喝汤的时间以饭前20分钟左右为好。总之，喝汤应以胃部舒适为度，切忌饭前饭后"狂饮"。

值得注意的是，有些人喜欢吃饭时将干饭或面食泡在汤里吃，这与我们提倡的吃饭时进些汤水是截然不同的。我们咀嚼食物，不只是要嚼碎食物，便于咽下，更重要的是要让唾液与食物充分混合，因为唾液中含有许多消化酶，有帮助消化、吸收及解毒的功效，对健康十分有益。而汤泡饭由于饱含水分，松软易吞，人们往往懒于咀嚼，未经唾液消化就把食物快速吞咽下去，这无疑会增加胃的负担，日子久了容易导致胃病的发生。所以，不宜常吃汤泡饭。

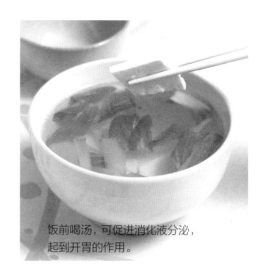

饭前喝汤，可促进消化液分泌，起到开胃的作用。

注意饮食卫生

保持脾胃健康的首要问题就是时刻注意饮食卫生，严格把住"病从口入"这一关。重点要注意以下几方面。

饭前洗手

坚持饭前便后勤洗手，可有效预防病从口入。尤其是孩子，要从小教他们养成这一习惯。

果蔬怎么洗最干净

果蔬分类	典型代表	清洗方法	清洗好处
皮可食用类	苹果、桃子、番茄、西葫芦等	在自来水下搓洗 30～60 秒钟，顽渍可用蔬菜刷或手指擦洗	有助于去除果蔬上 98% 的细菌
去皮食用类	西瓜、哈密瓜、橙子、香蕉等	用蔬菜刷或者未使用过的牙刷，在自来水下刷洗表皮 30～60 秒钟	避免剥皮或刀切的时候，果蔬皮上的细菌趁机而入，进入果肉
成串类	各类葡萄和浆果等	将成串果蔬去除茎后，放入漏勺，然后用自来水喷嘴冲洗至少 60 秒钟，用纸巾抹干水果，可进一步除菌	有助于去除果蔬上的大部分细菌
叶类	菠菜、莴笋等	剥去外层的老叶子，用凉水冲洗 30～60 秒钟，然后晾干	有助于去除果蔬上的大部分细菌

拒食生肉类食品和水产品

经过烧、烤、烫的肉类食品，生鱼片和醉蟹等，出现在很多餐馆中，这些食物只要是没熟，寄生虫没有被杀死，食者就可能被感染。所以，吃火锅时，鱼片、虾和牛羊肉等要在煮沸的火锅中烫一分钟以上，等肉色从鲜红变成灰白色后再捞起食用。另外，吃蒸熟或煮熟的蟹相对会更安全。

尽量不要吃剩饭剩菜

剩饭的保存时间，以不隔餐为宜，早剩午吃，午剩晚吃，尽量在 5 ~ 6 小时内吃完，且要充分加热。最好不吃隔夜剩菜。

绿叶蔬菜类剩菜别隔夜

蔬菜类，尤其是大叶类蔬菜，如果一顿吃不完，最好不要留到第二天。

因为，一方面蔬菜属于含有水溶性维生素的食物，加热的话，水溶性维生素 C 等营养物质都被破坏掉了。另一方面，在各种绿叶蔬菜中都含有不同量的硝酸盐。硝酸盐本身无毒，但硝酸盐会被细菌还原成有毒的亚硝酸盐。尤其是过夜的剩菜，经过一夜的盐浸，亚硝酸盐的含量会更高。

容易引起亚硝酸盐食物中毒的食物有不新鲜的蔬菜、腌菜、腌肉、卤肉等。

一般温度下，放到第二天产生亚硝酸盐较多的蔬菜有菠菜、菜花、豆角、青椒，菠菜是含亚硝酸盐最多的蔬菜。

绿色蔬菜最好一顿就吃完，不要放到第二天。

剩饭剩菜食用要热透

含有碳水化合物、蛋白质、脂肪的剩饭剩菜，时间不长的话，可以加热食用，但是一定要热透。食品的腐败是由于食品中含有大量细菌而引起的，但高温可以破坏细菌和毒素，所以这类食物在短时间内，可以通过加热灭菌，继续食用。

热剩饭剩菜时一定要热透，否则可能导致细菌繁殖更多、产生毒素也更多的情况。如果达不到灭菌消毒作用，加热是没有任何意义的。通常情况下，"热剩饭"一定要煮开，剩下的肉类加热的时间还要适当延长。

如果是舍不得倒掉的短时期剩饭剩菜，专家提倡高温加热后再食用。但反复"热剩饭"会使食品中的营养成分大量流失，对健康有弊无利，是不提倡的。

少吃腌制食物

腌菜中含有膳食纤维和一定量的钙、镁、钾，乳酸发酵和醋酸发酵也可产生少量的B族维生素，所以饭前少吃一点腌菜作为开胃食物是可以的。然而，在腌制鱼、肉、菜时，容易使加入的食盐转化成亚硝酸盐，亚硝酸盐在体内遇到胺类物质，经酶的催化作用，易结合成亚硝酸胺类物质。亚硝酸胺类是世界上公认的强致癌物。如常吃腌制品，形成亚硝酸胺的机会就多，致癌的危险性自然就高。再则腌制品比较咸，老人食过咸的食物，会增加循环血量和钠的滞留，引起血管收缩，使血压升高，造成脑血管障碍。

儿童和慢性病患者不宜多吃腌菜

腌制品大多都比较咸，食用过咸的食物，一方面会增加循环血量，引起血管收缩，使血压升高，增加心脏负担；另一方面会导致钠的滞留，过多的钠由肾脏负责排出，这会加重肾脏的负担。咸菜、咸鱼、咸肉等还含有大量的硝酸盐和亚硝酸盐，在胃中可转化为致癌物质。特别是儿童，许多脏器（如心、肾）及神经系统的功能发育还不完善，食用过咸食物会增加心、肾等器官的负担，造成一定的损害。另外，慢性病患者也不宜多吃。

腌制食品当心盐和糖超标

人们腌制食品的主要调料是盐和糖。如果在腌咸菜时放盐量不足或腌制时间不满8天，就会使咸菜中含有大量的亚硝酸盐。人们如果长期食用未腌透的咸菜，就可引起中毒，并可增加致癌危险。

另外，糖腌菜虽然不会产生有毒物质，但只有糖的含量达到65%，才能长期保存，这样就会带来高糖、高热量的麻烦。而盐腌菜中盐的含量要达15%左右，才能长期保存，太咸了容易使血压升高。虽然很多腌菜产品采用糖、盐共用方法并降低咸度，但从营养健康的角度来说，还是直接吃新鲜蔬菜更好一些。

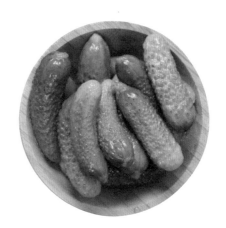

腌制食品含有大量的亚硝酸盐，在胃中可转化为致癌物质，因此宜少吃。

酒后别喝浓茶

有些人在喝得面红耳赤、酒足饭饱或酩酊大醉后，常用一大杯浓茶来解酒。殊不知，茶和酒一起饮用会刺激胃黏膜，且茶中的咖啡因与酒精相加，会更加刺激心脏与大脑皮层，使心跳更快，精神更振奋。因此，酒后不宜喝浓茶。

酒后饮浓茶伤身大

中医认为，酒味辛、甘，入肝、肺二经，饮酒后阳气上升，肺气增强。而茶味苦，属阴，主降。酒后饮茶，特别是饮浓茶非但不能解酒，还容易伤肾。因为浓茶中的咖啡因能迅速地通过肾脏产生利尿作用，这样就会促使尚未氧化的乙醛过早地进入肾脏而损害肾脏。虽然与肾脏的代偿能力相比，这种损伤不易立即被发现，但是通过日积月累的损伤，后果难以预料。

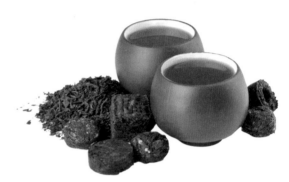

酒后喝浓茶解酒并不科学，有这种习惯的人一定要纠正过来哟！

另外，喝酒以后心脏受刺激的程度很大，一旦喝浓茶，会加快心跳，增加心脏负担，对心脏极为不利。

到底喝什么可以醒酒

如果是处于空腹的状态，喝了较多高浓度的白酒，喝杯淡茶有一定的解酒作用。一般来说，最好选择淡红茶来解酒，因为茶中含有的糖类可以保护肝脏，而红茶含糖量相对较高。

蜂蜜具有健脾胃的作用，醒酒作用非常显著。醉酒后喝点蜂蜜水就非常好。快速醒酒的办法还包括饮用由蜂蜜、柠檬混合在一起的一种热饮。另外，在饮酒之前或是之后也可以吃上几块带有蜂蜜的饼干或是面包，因为蜂蜜中含有一种大多数水果中不含有的果糖，它可以促进酒精（乙醇）的分解吸收，减轻头痛症状，尤其是红酒引起的头痛。

不吃过烫的食物

饮食过烫，不论从防癌还是一般饮食卫生角度分析，都属于不良的生活习惯。青少年的口腔黏膜更加脆弱，应从小养成不食过烫食物的生活习惯。有食管、贲门癌家族史者更应早日纠正这种不良的饮食习惯，并及时到医院检查。食管黏膜神经反射不敏感，不少人往往发生进食哽噎时才到医院检查，大多已进入晚期，失去了早期手术的机会。所以，改变饮食过烫，应从现在开始。

饮食过烫，易发肿瘤

中国人吃饭总是喜欢"趁热吃"，热食成为国人千百年来不变的饮食习惯。然而，流行病学调查发现，我国东南沿海潮汕地区喜喝"工夫茶"，新疆哈萨克族人喜饮热奶茶，大多是趁热饮用。而这些地区都是我国食管癌的高发区。美国癌症临床研究发展基金会也发现，吃得过冷或过热都会损伤肠道，平时多吃和体温相近的食物，可延缓肠胃老化，助人延年益寿。

人的食管壁是由黏膜组成的，只能耐受 50 ~ 60℃的食物，超过这个温度，食管的黏膜就会被烫伤。如果常吃过烫的食物，黏膜损伤尚未修复又烫伤了，可形成浅表溃疡。反复地烫伤、修复，就会引起黏膜质的变化，进一步发展变成肿瘤。

戒除食过烫食物的习惯

刚沏好的热茶、热粥、热汤，其温度大致在 80 ~ 90℃，应放温凉后再喝。如果入口的食物太烫，应立即吐出。

日常最好饮用温水，水温在 18 ~ 45℃。即使在冬天，喝的水也不宜超过 50℃。

吃火锅别心急，一是注意从火锅中取出的食物量要少些，二是夹出食物后用嘴吹吹或稍凉后再吃。

如果烫食已进入食管或胃内，应立即喝些凉开水以使食物迅速降温，避免烫伤食管和胃黏膜。

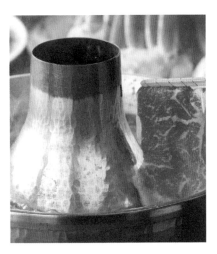

最适宜的进食温度在 10 ~ 40℃，吃火锅不可夹出即吃，应凉一下再吃。

常吃开胃助消化的食物

柑橘类不亚于开胃菜

橙子、橘子、金橘果、柠檬……这几种水果都属于柑橘类。柑橘味道甜美，具有顺气、止咳、化痰、健胃、疏肝理气等多种功效。

橙子清火降血脂

橙子与橘子、柑相比，维生素C和纤维素的含量更高。因此，一方面，橙子具有清火养颜、润肺止咳、解酒解毒、健脾顺气、生津止渴、防癌抗癌的作用；另一方面，橙子中所含的纤维素使得其更易于消化，并能加快肠蠕动，起到消滞理气的功效。

橘子开胃除膈气

中医认为，橘子具有开胃理气、生津止渴、化痰止咳的功效，适用于脾胃气滞、胸腹满闷、呕逆少食、口中干渴、肺热咳嗽及饮酒过度等证。橘子营养很丰富，1个橘子就几乎满足人体每天所需的维生素C的量，但橘子多食会"上火"，所以，橘子不宜多吃，一天以1～3个为佳。另外，橘子果肉中含有一定的有机酸，会刺激胃黏膜，所以最好不要空腹吃。

金橘果皮胜过果肉

金橘个头最小，果肉虽少但可带皮吃。金橘果皮千万不要丢了，因为80%的维生素C都储存在果皮中，不仅对肝脏有解毒功能，还能养护眼睛、保护免疫系统等。老年人吃金橘还能治胸闷、痰积、食滞、胃呆，并能增强毛细血管弹性，防治脑血管疾病。

柠檬越酸越有营养

柠檬味道比其他柑橘更酸、更苦，是因为其中有机酸的含量高达6.4%，而柠檬酸汁有很强的杀菌作用，能解除肉类、海鲜的腥膻之气，并能使肉质更加细嫩。柠檬还能促进胃中蛋白分解酶的分泌，增加肠胃蠕动。因此，柠檬经常被用来制作凉菜及腌食等。注意，由于柠檬酸性较强，不要空腹食用，否则极易伤胃。

胡萝卜橘子汁

材料 胡萝卜100克，橘子100克。

调料 蜂蜜适量。

做法

❶ 胡萝卜削皮，切成小条；橘子剥皮，去籽。

❷ 胡萝卜条、橘子瓣和蜂蜜一起放入全自动豆浆机中加适量凉饮用水，按下"果蔬汁"键，待豆浆机提示做好后，倒入杯中即可。

功效 保护眼睛，减轻辐射对皮肤的危害。

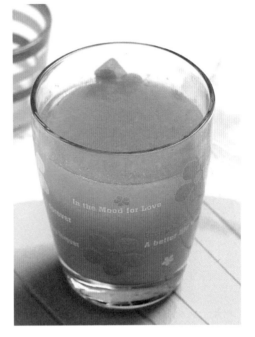

西瓜橘子番茄汁

材料 橘子80克，番茄50克，西瓜80克，柠檬60克。

调料 蜂蜜适量。

做法

❶ 橘子去皮、去籽；番茄洗净，去皮，切小块；西瓜、柠檬洗净，去皮、去籽，切块。

❷ 将橘子、番茄块、西瓜块、柠檬块倒入全自动豆浆机中，按下"果蔬汁"键，待豆浆机提示做好后，倒入杯中，加入蜂蜜搅匀即可。

功效 增强抵抗力，助消化。

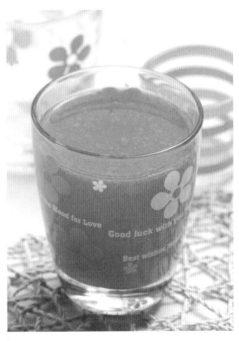

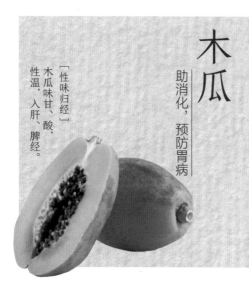

木瓜

助消化，预防胃病

[性味归经]
木瓜味甘、酸，
性温，入肝、脾经。

木瓜又叫万寿果，木瓜中富含齐墩果酸，齐墩果酸是一种具有护肝降脂、抗炎抑菌等功效的化合物，以齐墩果酸为主要成分的齐墩果酸片，是一种常用的保肝药物。木瓜的乳状汁液中含有一种蛋白酶，它可以帮助人体分解肉类蛋白质，还能消灭人体内的某些细菌和蛔虫。因此，饭后吃少量的木瓜，还可以帮助肠道消化难以吸收的肉类，很好地预防胃溃疡、胃肠炎、消化不良等疾病。

主要功效

消食、驱虫、清热、祛风、护肝降脂、抗炎抑菌。

适用病证

适用于胃痛、消化不良、肺热干咳、乳汁不通、湿疹、寄生虫病、手脚痉挛疼痛等病证。

食用提醒

● 肝不好、爱喝酒或压力过大的人，不妨每天吃半个木瓜，从而保肝、护肝。

● 慢性肝病患者常有食欲减退、饭后饱胀不适等消化功能减退的表现，常食木瓜有助于改善这些症状。

● 木瓜最好生吃，熟吃会失去一些营养成分。不过，木瓜中含有的番木瓜碱对人体有小毒，所以每次不宜多吃，对番木瓜碱过敏的人应慎食。

● 木瓜去皮，蒸熟后加蜜糖，可治肺燥咳嗽；用熟木瓜和柿饼加水煎服，可治气喘性咳嗽。番木瓜生吃能舒缓咽喉不适，对感冒咳痰、便秘、慢性气管炎等也有帮助。

治脾胃病小偏方

木瓜30克，粳米100克，放入水中，熬至米烂粥熟，再加入适量红糖，稍煮溶化即食，每日早、晚服，连服数日，可治脚气、水肿。

冰糖炖木瓜

材料 木瓜 200 克，银耳 20 克，南杏仁、北杏仁各少许。

调料 冰糖适量。

做法

❶ 木瓜去皮、去籽，切成小块；银耳浸软去蒂，洗净；南杏仁、北杏仁均洗净。

❷ 将木瓜块、银耳块、南杏仁、北杏仁、冰糖及清水放进炖盅内，加盖儿，原盅隔沸水炖 1 小时即可。

功效 健脾消食。

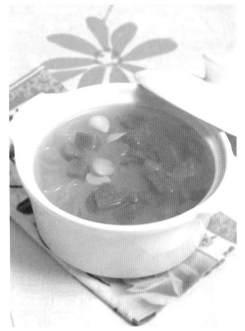

木瓜香橙奶

材料 木瓜 150 克，橙子 100 克，牛奶 200 毫升。

做法

❶ 木瓜、橙子分别清洗干净，去皮、去籽，切小块。

❷ 将木瓜块、橙子块倒入全自动豆浆机中，加入牛奶，按下"果蔬汁"键，待豆浆机提示做好后倒入杯中即可。

功效 温补脾胃，助消化。

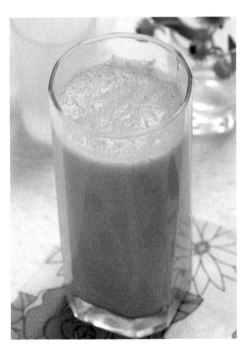

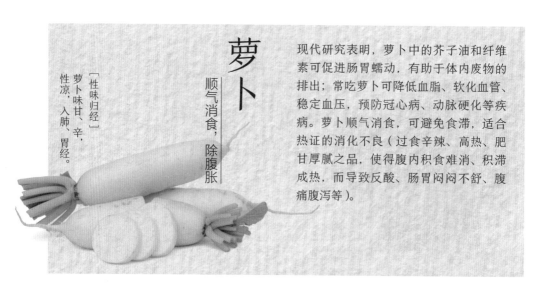

萝卜

顺气消食，除腹胀

[性味归经]

萝卜味甘、辛，性凉，入肺、胃经。

现代研究表明，萝卜中的芥子油和纤维素可促进肠胃蠕动，有助于体内废物的排出；常吃萝卜可降低血脂、软化血管、稳定血压，预防冠心病、动脉硬化等疾病。萝卜顺气消食，可避免食滞，适合热证的消化不良（过食辛辣、高热、肥甘厚腻之品，使得腹内积食难消、积滞成热，而导致反酸、肠胃闷闷不舒、腹痛腹泻等）。

主要功效

下气补中、利脾膈、润肠胃、安五脏。

适用病证

适用于食积胀满、大便干结、支气管炎、肺炎、痢疾、出血性疾病、癌症患者。

食用提醒

● 将新鲜萝卜生吃或加醋泡酸，或榨汁喝，都可以促进消化。不过，生吃要细嚼，才能使萝卜中有效成分释放出来。萝卜熟吃有益胃降气之效。将萝卜籽、萝卜叶、老萝卜根等煎水服用，适合食滞腹胀之人。

● 萝卜中所含的钙有98%在萝卜皮内，所以，萝卜最好带皮吃。

● 由于萝卜性寒，脾胃虚寒或阴盛偏寒体质者不宜多食。此外，有

十二指肠溃疡、胃溃疡和慢性胃炎的患者则忌食萝卜。

● 萝卜行气破气，正在服用人参、生地黄、熟地黄、何首乌等补气药物的人，不宜同时食用萝卜，以免"一补一破白忙活"。

治脾胃病小偏方

萝卜1 000克，切碎，捣烂，以洁净纱布包后绞汁。每次冷饮50毫升，慢慢含服。日饮5～6次，连服5～7天。此方适用于心胃火盛导致的口疮，可见口疮红肿疼痛，疮面覆盖黄膜，并伴有心烦、胃脘灼热或疼痛、面赤口臭、口渴喜冷饮、便秘、舌质红、苔黄。口疮治好后，仍宜经常饮服，次数可减少，有预防复发的作用。

萝卜番茄汤

材料 萝卜250克，番茄150克，面粉
适量。

调料 番茄酱50克，精盐4克，味精
2克，香油适量。

做法

❶ 番茄洗净，切小块；萝卜去皮，洗
净，切细丝。

❷ 锅置火上，倒油烧热，放少许面粉
炒成糊状，放番茄酱炒匀，待炒出
红油时，加入萝卜丝翻炒片刻，倒
入适量清水，大火烧开，转小火煮
5分钟，下番茄块，煮沸后加精盐、
味精调味，淋上香油即可。

功效 加快肠胃蠕动，消食化滞。

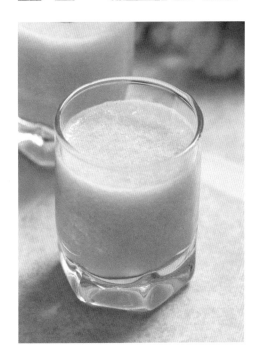

萝卜甜橙汁

材料 萝卜100克，橙子150克。

做法

❶ 萝卜洗净，去皮，切丁；橙子去皮、
去籽，切丁。

❷ 将上述食材放入果汁机中，加入适量
饮用水搅打即可。

功效 清肺化痰、下气消食，提高免疫
力。可改善咳嗽痰多、咽喉干痛、
消化不良等症状，可防咽喉疾病。
另外，喝橙汁可以增加体内优质
胆固醇（高密度脂蛋白）的含量，
从而降低患心脏病的风险。

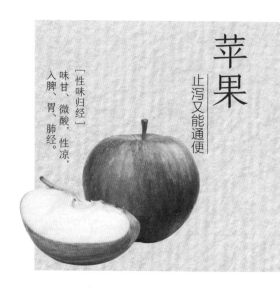

苹果

止泻又能通便

[性味归经]

味甘、微酸，性凉，入脾、胃、肺经。

"常吃苹果不求医""一天一苹果，疾病远离我"是民间广为流传的两句俗语，尽管有些夸张，但也不无道理。现代营养学认为，苹果含有蛋白质、脂肪、碳水化合物、膳食纤维、多种维生素、锌、钙、钾、镁以及苹果酸、柠檬酸、赖氨酸、果胶、谷氨酸等30多种人体必需的营养物质。现代医学认为，常食苹果可以通便止泻。苹果汁可止泻，空腹吃可治便秘，饭后吃能助消化。

主要功效

润肺、生津、健脾、益胃、止渴、消烦、解暑、醒酒。

适用病证

适用于中焦诸气不足、消化不良、口干咽燥、便秘、高血压、慢性腹泻等病证。

食用提醒

● 苹果不宜与海味同食。苹果中含有鞣酸，与海味同食不仅降低海味蛋白质的营养价值，还易发生腹痛、恶心、呕吐等。

● 苹果中的维生素和果胶等有效成分多含在皮和近皮部分，所以应该把苹果洗干净食用，尽量不要削去表皮。

● 苹果的吃法也是很有讲究的。苹果酸可以稳定血糖，糖尿病患者宜吃酸苹果；防治心血管疾病和肥胖症，宜吃甜苹果；治疗便秘宜空腹吃熟苹果；结肠炎引起的腹泻，宜吃擦成丝的生苹果；止咳和治疗嗓子哑，宜喝榨成汁的生苹果；治消化不良，宜吃加温后的苹果泥；治疗贫血，无论生吃或熟吃都有益。

● 吃苹果最好的时候是在两餐之间。苹果当作加餐可以提供身体、大脑所需的水分和营养，还可以带来饱腹感，减少正餐的饭量。

● 苹果富含糖类和钾盐，摄入过多不利于心、肾保健，患有冠心病、心肌梗死、肾炎、糖尿病者，切忌多食。

治脾胃病小偏方

苹果带皮切成小片（近果皮处果胶含量相对丰富，止泻效果更好），放入小碗中，隔水蒸5分钟即可，稍冷却后即可食用。此方可止泻。注意用苹果止泻，必须连皮蒸熟或煮汤服用。

山药苹果汁

材料 山药 100 克，苹果 150 克，脱脂酸奶 300 毫升。

做法

❶ 山药去皮，洗净，切小块，入沸水中焯烫一下，然后捞出，晾凉备用；苹果洗净，去皮、去核，切小块。

❷ 将山药块、苹果块和酸奶一起放入果汁机中搅打即可。

功效 健胃补脾。

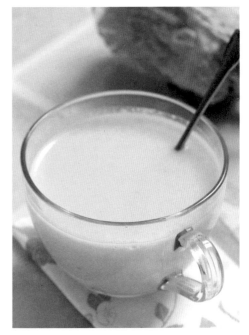

番茄苹果汁

材料 番茄 150 克，苹果 100 克。

调料 冰糖适量。

做法

❶ 番茄去蒂，洗净，切小块；苹果洗净，去皮、去核，切小块。

❷ 将上述食材和适量饮用水一起放入果汁机中搅打，打好后加入冰糖调匀即可。

功效 滋润皮肤、增进食欲、预防便秘。另外，番茄中含有丰富的胡萝卜素、B 族维生素和维生素 C，能有效减少黑色素的形成，滋润皮肤。而苹果汁中含有锌，对前列腺炎患者大有帮助。

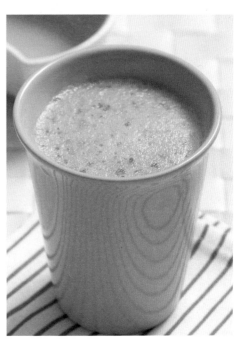

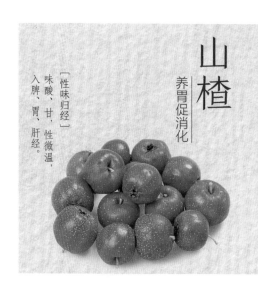

山楂

养胃促消化

[性味归经] 味酸、甘，性微温。入脾、胃、肝经。

山楂酸甜可口、营养丰富，特别是做成冰糖葫芦，是街头常见的小吃。山楂味酸、甘，性微温，历代医家都认为它能消食导滞，尤其是消肉食的佳品。现代药理学研究证实，山楂含山楂酸、解脂酶，入胃后，能增强酶的作用，促进肉食消化。山楂中含有黄酮类等物质，能强心、抗心律失常，还具有降血脂、血压的作用，可防治高脂血症、高血压、冠心病等疾病。

主要功效

消食化积、行气散瘀。

适用病证

治疗饮食积滞、泻痢腹痛，瘀血阻滞的胸腹痛、痛经等疾病。

食用提醒

● 生山楂中所含的鞣酸与胃酸结合很易形成胃石，人体难以消化掉。如果胃石长时间消化不掉就会引起胃溃疡、胃出血甚至胃穿孔。因此，应尽量少吃生山楂，尤其是肠胃功能弱的人更应该谨慎。如果想吃，可以将山楂煮熟后再吃，熟山楂中的鞣酸已经转化了。

● 山楂吃多了会伤中气。所以，中气不足的人，尤其是食用人参等补气药的人要慎食。

● 对食肉不消化、腹胀者，可用山楂100 ~ 150克，水煎代茶饮。

● 山楂可以收缩子宫，有可能诱发流产，所以孕妇不宜吃。如果孕妇特别想吃酸的食物，可用其他水果代替山楂，如橙子、柚子、橘子、葡萄等，当然不能吃过量。

● 山楂中的酸性物质对牙齿具有一定的腐蚀性，食用后要注意及时漱口、刷牙。

治脾胃病小偏方

准备炒山楂30克，炒麦芽10克。将炒山楂去核，切片，同炒麦芽一起放入大杯中，用沸水沏泡，闷15分钟即可饮用。一日两次，上、下午分饮。此方健脾开胃、消食化积。适用于食欲不振、厌食症、吸收不良综合征、慢性胃炎、慢性结肠炎等病证。

山楂红枣汁

材料 山楂 100 克，红枣 100 克。
调料 冰糖适量。
做法
❶ 山楂洗净，去核，切碎；红枣洗净，去核，切碎。
❷ 将山楂、红枣放入果汁机中搅打，打好后倒入杯中，加入冰糖调匀即可。
功效 健胃补脾。

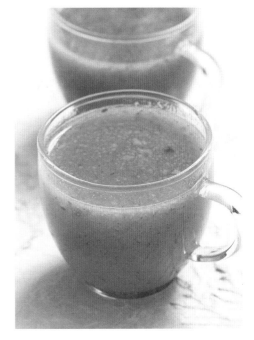

胡萝卜山楂汁

材料 胡萝卜 150 克，山楂 100 克。
调料 冰糖适量。
做法
❶ 山楂洗净，去核，切碎；胡萝卜洗净，切丁。
❷ 将上述食材放入果汁机中，加入适量饮用水搅打，打好后加入冰糖调匀即可。
功效 健胃消食，改善机体的新陈代谢，改善心肌营养、强心，提高食欲和对感染的抵抗力。经常饮用胡萝卜山楂汁还有助于保护心血管，防止血管硬化，降低胆固醇，降血脂，降血压，预防心脑血管疾病。

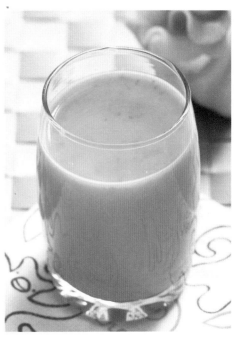

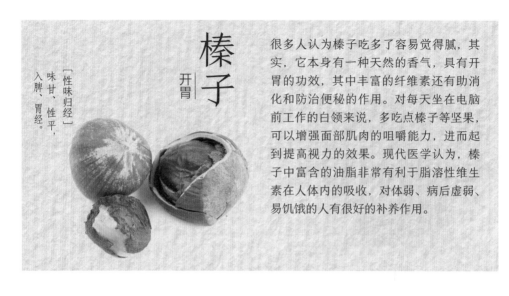

榛子

开胃

[性味归经]

味甘、性平，入脾、胃经。

很多人认为榛子吃多了容易觉得腻，其实，它本身有一种天然的香气，具有开胃的功效，其中丰富的纤维素还有助消化和防治便秘的作用。对每天坐在电脑前工作的白领来说，多吃点榛子等坚果，可以增强面部肌肉的咀嚼能力，进而起到提高视力的效果。现代医学认为，榛子中富含的油脂非常有利于脂溶性维生素在人体内的吸收，对体弱、病后虚弱、易饥饿的人有很好的补养作用。

主要功效

补脾胃、益气力、明目。

适用病证

夜尿多、体倦乏力、眼花、机体消瘦，癌症、糖尿病患者。

食用提醒

● 既可生食，也可炒食。把果仁碾碎，做糕点时放进去，或加在牛奶、酸奶、冰激凌里，做成榛子乳、榛子脂等，也是非常好的吃法。另外，还可以用榛子来煮粥：将榛子、莲子、粳米放在一起，煮成"榛莲粥"，不仅口感好，而且营养丰富，癌症和糖尿病患者平时可以多吃些。

● 由于榛子中含有丰富的油脂，胆功能严重不良者，平时应该少吃。西班牙科学家的一项研究认为：普通人每周吃5次，每次以25～30克的量较为合适。

● 榛子的品质以粒大、仁厚为佳，仁肉色泽白净、无异味则为质量好。幼儿吃时，最好是碾碎吃或者通过加工再吃，既能保证营养不流失，又可避免幼儿卡嗓子。

● 榛子（去壳）30克，莲子（去心）30克，粳米60克，先煮莲子与粳米，至粥将熟，加入榛子，同煮至熟烂，加白糖适量，拌匀服用，可做早餐或点心。适用于脾胃虚弱、食少便溏、面黄肌瘦者。

治脾胃病小偏方

用榛子仁30克，陈皮9克，水煎服，每日3次。或用榛子仁、山药、红枣等量，煮烂调白糖服用。可健脾养胃，适用于脾胃虚弱、食欲不振、经常腹泻者。

杏仁榛子豆浆

材料 黄豆60克，杏仁、榛子仁各15克。

做法

❶ 黄豆用清水浸泡10~12小时，洗净；杏仁、榛子仁碾碎。

❷ 将上述食材一同倒入豆浆机中，加水至上下水位线之间，至豆浆机提示做好即可。

功效 对恢复体能有益。

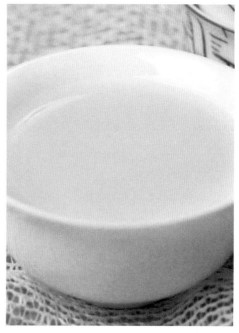

榛子枸杞子饮

材料 榛子仁50克，枸杞子30克。

做法

❶ 榛子仁和枸杞子入砂锅，加适量水以小火慢煎。

❷ 待汤水红黄隐隐时，盛出饮用。

功效 健脾胃，益肝明目，补益气血，可用于肝血不足之目糊、头晕、脾胃气虚等症状。枸杞子有滋补肝肾、强壮筋骨、养血明目之功效，可用于肝肾阴虚所致的头昏目眩、腰膝酸软、遗精、视力减退等症状。

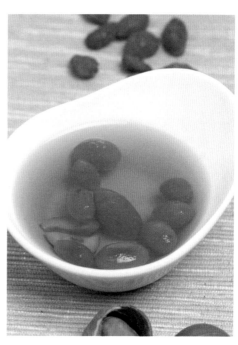

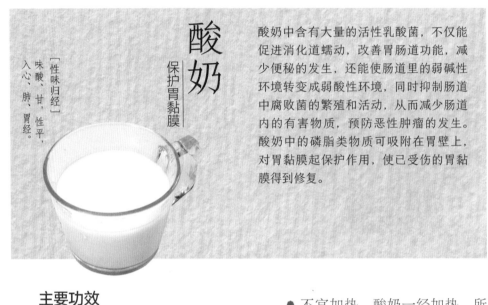

酸奶
保护胃黏膜

[性味归经] 味酸、甘，性平，入心、肺、胃经。

酸奶中含有大量的活性乳酸菌，不仅能促进消化道蠕动，改善胃肠道功能，减少便秘的发生，还能使肠道里的弱碱性环境转变成弱酸性环境，同时抑制肠道中腐败菌的繁殖和活动，从而减少肠道内的有害物质，预防恶性肿瘤的发生。酸奶中的磷脂类物质可吸附在胃壁上，对胃黏膜起保护作用，使已受伤的胃黏膜得到修复。

主要功效

生津止渴、补虚开胃、润肠通便、滋润皮肤、降血脂、抗癌。

适用病证

适用于身体虚弱、气血不足、皮肤干燥、营养不良、肠燥便秘、高胆固醇血症、动脉硬化、冠心病、脂肪肝、癌症（尤其是消化道癌症）患者。

食用提醒

● 不宜空腹喝。因为适宜乳酸菌存活的 pH 值是 4～5，空腹时，胃内的胃液浓度较高，pH 值为 1～3，酸性很强，此时饮用酸奶，其中的一部分乳酸菌将被杀死，酸奶的保健作用下降。而在饭后，胃酸被食物稀释，pH 值上升到 3～5，适合乳酸菌的存活，可最大限度地保护乳酸菌通过胃到达肠道，发挥调节肠道菌群的作用。

● 不宜加热。酸奶一经加热，所含的大量活性乳酸菌便会被杀死，不仅丧失了它的营养价值和保健功能，也使酸奶的物理性状发生改变，形成沉淀，特有的口味也消失了。因此饮用酸奶不能加热，夏季饮用宜现买现喝，冬季可在室温条件下放置一定时间后再饮用。

● 腹泻或其他肠道疾病患者喝酸奶要谨慎。

● 饮用酸奶后即刻用温开水、茶水或漱口液漱口，对预防龋齿有着重要的作用。

治脾胃病小偏方

黄豆50克，大米、小米、小麦仁、玉米楂各15克，酸奶200毫升。黄豆及小麦仁用清水浸泡8～12小时，洗净；大米、小米、玉米楂淘洗干净，用清水浸泡两小时，共打成浆，加入酸奶搅匀即可。可开胃、助消化。

苹果酸奶饮

材料　苹果 300 克，酸奶 300 毫升。
调料　蜂蜜适量。
做法
❶　苹果洗净，去皮、去核，切小块。
❷　将苹果块、酸奶放入果汁机中，打
　　好后调入蜂蜜即可
功效　促进消化，提高免疫力。

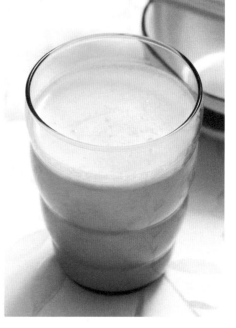

鸡蛋水果沙拉

材料　猕猴桃 100 克，杧果 50 克，鸡
　　蛋 1 个，原味酸奶适量。
做法
❶　鸡蛋煮熟，去壳，切成小块；猕猴桃
　　洗净，去皮，切丁；杧果洗净，去
　　核，切丁。
❷　取盘，放入鸡蛋丁、猕猴桃丁、杧
　　果丁。
❸　淋入原味酸奶，拌匀即可。
功效　开胃，助消化。

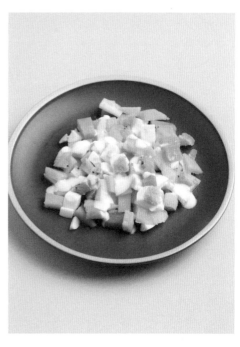

"辨证施食"调理脾胃疾患

脾胃虚寒者该怎么吃

中医认为，脾胃是气血生化之源。一个人若长期脾胃虚寒，就会导致阳气无法传送到四肢的末端，那么就会出现手足冰凉、脸色黄、不思饮食、消化不良等症状。脾胃虚寒，也就是中医所说的脾阳虚衰，这时一定要温补脾胃，提升阳气。

脾胃虚寒的表现

● 胃腹胀痛，喜热敷、喜按压，食欲不好。
● 肠鸣嗳气、大便稀薄、小便清长。
● 面色苍白无光泽、形体消瘦、少气懒言、四肢不温、口流清水。

饮食上做到"两多一少"

● 多吃些健脾升阳的食物，如山药、红枣、生姜、洋葱、桂圆、红糖、干姜。

● 适当吃一些温热性质的水果及坚果，如荔枝、桃子、番石榴、樱桃、椰子、榴莲、杏及核桃、板栗、杏仁。

● 切勿贪食生冷，要少喝凉水、少吃冷饮、少吃凉性食物和海鲜。

脾胃虚寒患者可采用温中健脾的方法进行治疗，可适量地服用理中丸、香砂六君子丸、黄芪健中丸、补中益气丸等中成药。也可用艾条灸足三里穴、中脘穴（脐上 4 寸处）等穴位，效果较佳。

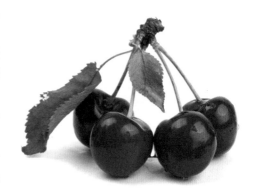

樱桃性温，有祛风湿之功，可以帮助缓解因脾胃虚寒造成的寒证。

脾胃虚寒者吹空调、喝绿茶或会加重症状

脾胃虚寒者不适合常吹空调、饮用绿茶。长期吹空调，人体容易感受风寒之邪，会加重脾胃虚寒的程度，导致胃肠功能的紊乱。而绿茶性寒，脾胃虚寒者再喝绿茶只会雪上加霜。另外，炎炎夏日，有许多人喜欢喝冷泡茶，但喝冷泡茶也大有讲究，不能胡乱混搭或自制。

萝卜羊排汤

材料 羊排骨 250 克，萝卜 150 克。

调料 精盐 5 克，姜片、葱段各 10 克，料酒 15 克，葱花少许。

做法

❶ 羊排骨洗净，剁成大块，沸水焯烫，捞出，用温水冲净备用；萝卜去皮，洗净，切厚片。

❷ 煲锅中倒入适量清水，放羊排骨、葱段、姜片、料酒大火煮沸后改小火炖 1 小时，加萝卜片继续炖煮约 30 分钟，撒上葱花，加精盐调味即可。

功效 养脾胃、补虚寒。

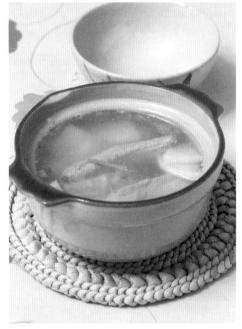

南瓜牛肉汤

材料 南瓜 300 克，牛肉 250 克。

调料 精盐适量。

做法

❶ 南瓜去皮、去瓤，洗净，切成 2 厘米左右的方块备用。

❷ 牛肉洗净，去筋膜，切成 2 厘米左右的方块，沸水焯至变色捞出，去血沫。

❸ 砂锅内倒入 1 000 克左右的清水，大火煮开，放入牛肉块，大火煮沸，转小火煮约 1.5 小时，加入南瓜块再煮 30 分钟，加精盐调味即可。

功效 温暖脾胃，助宝宝骨骼生长。

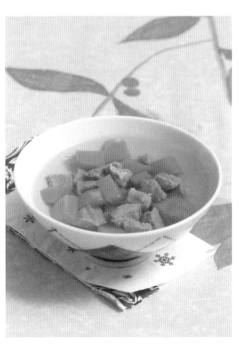

脾胃虚弱者该怎么吃

脾胃虚弱是中医诊断学中很常用的词汇，它并不是指某一种疾病，而是指由于人体脾胃功能失调所导致的一系列症状，如面色无华、食欲不振、消化不良、胃脘腹胀满、大便稀溏等。老年人由于脏腑功能的衰退，常出现上述脾胃虚弱症状。

脾胃虚寒的表现

● 面色发黄或面部花斑、头发稀疏、偏食、厌食、消瘦，尤其是孩子常会出现这种情况。

● 中老年人易出现胃脘胀痛、食欲不振、消化不良等诸多不适。

● 病程较长，腹泻时轻时重或时发时止，大便稀溏，色淡无臭味，夹有不消化食物残渣，神疲倦怠，形体瘦弱，舌质淡，苔薄白。

脾胃虚弱者饮食宜忌

● 脾胃虚弱者，宜食补脾益胃的食物，如红枣、山药、芋头、南瓜、胡萝卜、土豆、红薯、扁豆、芡实、香菇、木瓜、鲈鱼等。

● 脾胃虚弱者忌吃寒凉的东西，如冷饮、冰镇啤酒等。

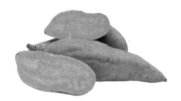 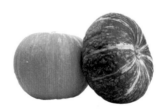

红薯、南瓜味甘，中医认为"甘入脾"，在水谷精微之中，脾最喜欢甘味。因为甘味食物具有滋养、补脾、缓急、润燥的作用，有帮助脾的运化作用。另外，红薯、南瓜皆入脾、胃二经，具有补益脾胃的作用。所以脾胃虚弱者可以多吃红薯、南瓜。

捏脊疗法缓解孩子脾胃虚弱

脾胃虚弱的患儿可以常捏脊。具体做法是：用双手的中指、无名指、小指握成空拳状，示指半屈，拇指伸长，然后捏起儿童背部皮肤0.5～1厘米，从下往上推进。如此反复，每天1～2次。捏脊有健脾助消化和强壮作用，可以改善食欲、预防感冒、增强体质，对改善患儿厌食症有很好的效果。

滑蛋牛肉粥

材料 牛里脊肉50克，大米100克，鸡蛋1个。

调料 姜末、葱末、香菜末各5克，精盐4克。

做法

❶ 牛里脊肉洗净，切片，加精盐腌30分钟；大米淘洗干净，用水浸泡30分钟。

❷ 锅置火上，加适量清水煮开，放入大米，煮至将熟，将牛里脊肉片下锅煮至变色，将鸡蛋打入锅中搅拌，粥熟后加精盐、葱末、姜末、香菜末即可。

功效 补脾胃、强筋骨。

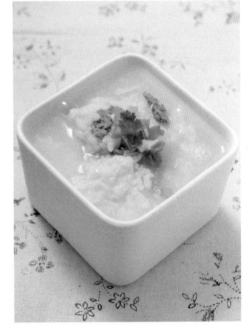

燕麦圆白菜粥

材料 燕麦50克，圆白菜100克，大米20克。

调料 葱末3克，精盐2克，味精1克，香油少许。

做法

❶ 燕麦、大米洗净，大米浸泡30分钟；圆白菜洗净，切碎。

❷ 锅置火上，倒入适量清水烧开，放大米、燕麦，大火烧开后转小火煮成稀粥，加圆白菜煮至断生，加精盐和味精，淋上香油，撒葱末即可。

功效 抗衰老、健脾胃。

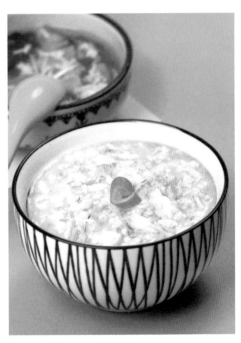

胃热素盛者该怎么吃

胃热又叫"胃火"，多由邪热犯胃，或因嗜酒、嗜食辛辣、过食肥甘厚味，助火生热；有的是因气滞、血瘀、痰、湿、食积等郁结化热、化火；肝胆之火也可引起胃热。胃热的人往往表现为易饿、爱吃、口苦、口渴、便秘等。

胃热素盛的表现

● 胃脘部灼热疼痛，口渴喜冷饮，胃中热辣，吞酸嘈杂，或食入即吐，或消谷善饥，能食但消瘦。

● 齿龈红肿热痛、溃烂，或鼻衄、齿衄，或吐血鲜红。

● 口臭心烦、大便秘结、小便短赤、舌红苔黄、脉滑数。

胃热素盛怎么吃

● 胃实火者（常可出现牙龈肿痛或出血、口臭、口苦、口干、口渴、口腔溃疡、大便干硬、舌质红、舌苔黄等症状），可常吃西瓜、海带、紫菜和葛根等，可用栀子、淡竹叶泡水喝。

● 胃虚火者（常可出现胃疼较重、经常感到饥饿但饮食量少、口干唇燥、小便短少、便秘、腹胀、舌红、脉细数等症状），可常吃银耳、梨、甘蔗、蜂蜜、木瓜、沙参等，也可饮些有滋阴作用的梨汁、甘蔗汁等。

> **祛胃寒小妙招**
>
> 脾胃虚寒的人适量吃点香菜可起到温胃散寒、助消化、缓解胃痛的作用，可在煮粥时放入消食理气的橘皮、温胃散寒的生姜，在即将出锅时撒上香菜末，做成香菜粥来喝。

胃火旺怎么服药调理

服用黄连。黄连具有很强的清热燥湿、解毒泻火的功效。有胃实火的患者可取3~5克的黄连，将其研成细末，用开水冲泡后服用。

服用清胃黄连丸。清胃黄连丸具有清胃泻火、解毒消肿的功效，适合有牙龈肿痛或出血、口腔溃疡等症状的胃实火患者服用。

服用栀子金花丸。有些胃实火患者没有明显的自觉症状，仅会出现严重的口臭。此类患者应服用栀子金花丸进行调治。

绿豆西瓜粥

材料 西瓜皮、大米各 50 克,绿豆 25 克。

做法

1. 绿豆挑去杂质,用清水浸泡 6～12 小时,洗净;削去西瓜皮的外皮,片去红瓤,洗净,切丁;大米淘洗干净。

2. 锅置火上,倒入大米和绿豆,加适量清水大火煮沸,转小火煮成大米和绿豆熟烂的稠粥,放入西瓜皮丁煮 5 分钟即可。

功效 清除胃热,改善口干口渴、小便不利、腹胀等症状,还能解酒毒、降血压。

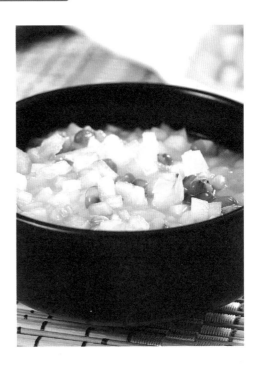

绿豆炖鸭煲

材料 净笨鸭 500 克,绿豆 100 克。

调料 枸杞子、姜片、葱花、精盐各适量。

做法

1. 将笨鸭洗净,切两厘米见方的小块,焯水,去浮沫,捞出,用清水浸泡半小时;绿豆淘洗干净,用清水泡 6～12 小时待用;枸杞子洗净。

2. 锅置火上,倒入适量清水,放入鸭块、绿豆、枸杞子、葱花、姜片,用大火烧开转小火煲两小时,煮至鸭肉和绿豆熟烂,加精盐调味即可。

功效 滋阴清热,帮助消除胃火炽盛引起的口臭、牙龈肿痛等证。

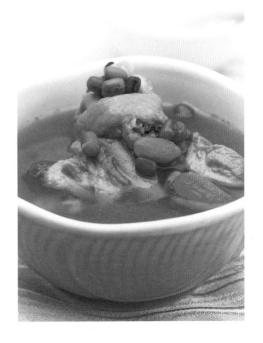

对症养生，
脾胃不和可自行解决

胃灼热、胃里有堵塞感

食物通过食管进入胃，通常是"单行线"，即只许前进，不许后退。胃的上口叫贲门，如果这个"门"暂时有点毛病，或者一时胃酸分泌过多，胃液就会反流进入食管，导致胃灼热。人们可以采取多种措施防止胃灼热，以下方法就很好。

来碗汤除胃酸、安抚脾

对表现为胃灼热、胃里有堵塞感，整天唉声叹气、愁眉不展的人，不妨喝点乌贼骨萝卜排骨汤。具体方法是：取乌贼骨30克，煅瓦楞子15克，萝卜150克，排骨100克。先将排骨煮熟，再与乌贼骨、煅瓦楞子、萝卜共煮至熟即可，每日两次。此汤不仅可治疗腹胀、胃酸，还能安抚脾肾，让你少想事儿（思虑过度伤脾）。

四招避免胃灼热

● 每天多摄入膳食纤维。这是健康饮食的重要内容，有益消化的同时，还有助于防止糖尿病、痔疮、结肠癌等疾病。另外，保持高膳食纤维饮食的同时，还应该记得多喝水。

● 细嚼慢咽。咀嚼对于消化至关重要，它有助于向唾液腺、胃和小肠发出"释放消化酶"的信号。与此同时，切忌过量饮食，因为过量饮食会导致消化酶不够用，而且会导致胃酸分泌过量，引起胃灼热、泛酸和消化不良。

● 经常锻炼，避免压力。锻炼有助消化。研究发现，肥胖、缺乏运动、胃痛、腹泻以及肠易激之间存在很大的关联。另外，压力过大时，腹部供血减少，影响消化酶正常分泌，消化过程减慢，导致胃灼热、胀气和便秘。

胃灼热可能是得了胃食管反流病

胃食管反流病是一种常见的消化系统疾病，是胃内容物反流引起不适症状和并发症的一种疾病，其典型症状是胃液反流、胃灼热（胸骨后区有烧灼样感觉）。所以，如果出现胃液反流、胃灼热等症状，应及时去医院确诊一下，如果是胃食管反流病，应配合医生接受正确的治疗。

呕吐

呕吐是胃内容物反入食管，经口吐出的一种反射动作。可分为三个阶段，即恶心、干呕和呕吐，但有些呕吐可无恶心或干呕的先兆。呕吐可将咽入胃内的有害物质吐出，是机体的一种防御反射，有一定的保护作用。生活中我们出现的呕吐，很多都是因为脾胃不和而引起的。

按摩内关穴止呕吐

呕吐不适者，可用双手交替按压两侧内关穴（伸开手臂，掌心向上，然后握拳并抬起手腕，可以看到手臂中间有两条明显的筋，内关穴就在离手腕第一横纹上两寸的两条筋之间），具有一定的止呕作用。

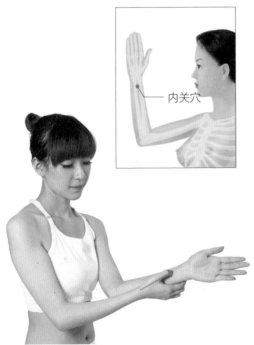

内关穴

缓解呕吐食疗方

杨梅汁

杨梅 250 克，白糖 30 克。将杨梅洗净，去核，加冷开水 500 毫升，捣烂，用纱布取汁，加入白糖即可。每次服用小半杯。此汁的功效是生津止渴、和胃降逆。适用于恶心呕吐、心烦口渴等。

猕猴桃汁

猕猴桃 180 克，生姜 30 克。先把猕猴桃洗净，去皮捣烂，用纱布取汁。再把生姜洗净，加凉开水 50 毫升，捣烂，用纱布取汁。最后把猕猴桃汁、生姜汁搅匀即可。可分三次饮服。此汁的功效是清热和胃、降逆止呕。适用于突然呕吐、心烦口渴、胸脘满闷，且苔黄腻、脉滑数等。

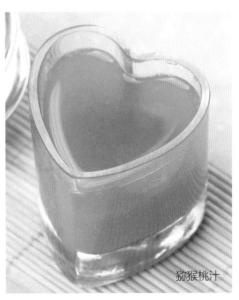

猕猴桃汁

腹胀腹泻

腹胀腹泻在生活中很常见。中医认为，腹胀多由脾胃虚弱或肝胃气滞导致气机升降失常，浊气上逆所致。引起腹泻的原因有很多，如饮食不洁或饮食不当，此外，脾虚、湿热、寒湿等也会产生腹泻。如常有人受凉，特别是小腹受凉，会造成腹泻。

按摩天枢穴解除腹胀

吃饱后腹胀明显，甚至便秘者，可用双手交替按压两侧天枢穴（位于肚脐左右两拇指宽处）。或者平躺在床上，用中间三个手指下压，按摩此处约两分钟。

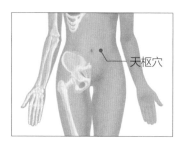

天枢穴

三则偏方治腹泻

● 鲜桃治腹泻：发现便溏或腹泻初发，速吃鲜桃（饭前吃鲜桃一个，饭中食大蒜1～2瓣），腹泻立止或减轻。

● 鲜姜贴肚脐治婴幼儿拉稀：婴幼儿拉稀久治不愈，可把鲜姜剁成碎末，放在一块药布上，贴在肚脐处，用胶布固定即可，此法立竿见影，屡试不爽。

● 茶叶炒焦治腹痛腹泻：将茶叶（不论何种茶叶）用铁锅在火上炒焦后，沏成浓茶，稍温时服下，腹痛腹泻即能缓解。

防治虚寒型腹泻

中医认为，脾虚阳气不足，就容易引起大肠功能失调，表现为腹泻或便秘。在夏季不少人爱吃寒凉之品，这会伤害人体阳气。一旦脾肾阳虚，人体泻下的粪便如清水，伴有未消化的食物残渣，无粪臭味，且久泻不止、缠绵不愈，还有面色苍白、神倦脉微、形寒肢冷等症状。这都是脾肾阳虚型腹泻的典型症状。阳虚则生寒，宜选择温性食物，忌寒凉性食物。可适量多吃糯米、玉米、香菇、胡桃肉、葡萄、桃子、红枣、龙眼肉、樱桃、栗子、猪瘦肉、牛肉、羊肉、带鱼、鳝鱼、黄花鱼等食物。不宜吃的食物有芹菜、白菜、萝卜、苦瓜、茄子、柿子、橙子、柚子、生鱼、螃蟹、田螺、河蚌等。防治虚寒型腹泻可以服用附子理中丸。

小儿腹泻后期喝点山药粥

宝宝腹泻多属脾胃虚寒，不妨试试粥疗法，尤其是腹泻后期，给宝宝喝点山药粥能和胃益中、健脾固肠。做法是：先把30克大米洗净，浸泡30分钟左右，然后加入清水烧开，再加入淮山药细粉15克，一起煮成粥，熟后可撒点胡椒粉。

消化不良

消化不良本身并不算是一种疾病，大多是由于吃了不易消化的食物或者饮食不规律而出现消化不良症状，表现为腹胀、易饱、反酸、嗳气、恶心、呕吐等。但这并不表示可以不去理会这些症状，因为它可能是体内某些更为严重的疾病引起的，如胃溃疡、胃炎、胃癌或胆石症等。此时最稳妥的办法是去医院做相关检查，针对原发疾病进行治疗。

消化不良食疗方

● 取红枣 5 ~ 7 克，在火炉边烧成黑紫色，以开水冲泡，每日 1 剂，早晨和上午少量饮，晚上多饮一些。此方对脾胃不和、食欲不振、消化不良者疗效显著。

● 取山楂、神曲、麦芽各 15 克，茶叶 6 克，水泡服。此方名为三仙茶，既可和胃消积，又能治胃脘胀闷、消化不良。

● 鸡内金 7 个，将鸡内金晒干，屋瓦片刷净，在炉火上烤热，把鸡内金放在瓦片上，慢慢地烘焦，然后研成细末，待用。热水冲服，早、晚饭前各 1 次，7 天服完。适用于消化不良、食积者。

中成药

● 保和丸：有化滞和中功效，适用于食积停滞、腹痛腹胀等证。

● 香砂养胃丸：有燥湿平胃作用，适用于气滞湿阻、不思饮食、脘腹胀痛等证。

● 人参健脾丸：有健脾运滞功效，适用于脾气虚弱、停食不化等证。

● 香砂枳术丸：适用于脾虚食少、宿食不消等证。

特别提示：如果消化不良持续两周以上，自行治疗无效，或出现新的症状并加重，应立即就医做进一步检查。

鸡内金善于消食化积，在民间有"化食丹"之称。无论是何种饮食积滞，如肉积、谷积等均有显著的消食作用。

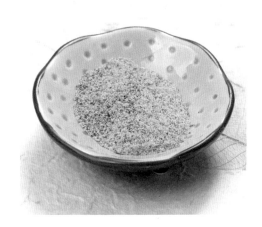

胃脘疼痛

胃脘痛以上腹部经常发生疼痛为主证，常见于现代医学的各种急慢性胃炎、胃及十二指肠溃疡、胃癌、胃神经官能症等病证。

按摩方法去胃寒止疼

胃脘疼痛者，中医认为其根本原因是脾胃不和、胃气不降，用一些健脾和胃、理气止痛、温经散寒的按摩方法就能把胃寒驱走。具体方法是：

1.平躺在床上，按揉腹部的中脘穴1分钟。

2.把左手叠放在右手上，用右手手掌心按顺时针方向，沿肚脐四周按摩5分钟。

3.双手叠加放在胃脘处，横向往左（右）推，做完1次后，手移下来一点，再横向推，反复做10次，一直推到小腹部。另外，也可买一些大青盐，用布包上，放在微波炉里加热，于每天早、中、晚各热敷胃部10分钟，效果也不错。

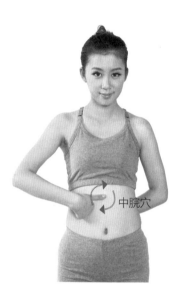

中脘穴

如何选用中成药治疗胃痛

胃痛类别	症状表现	对证用药
寒邪犯胃型	突然胃痛，遇寒则痛剧，遇暖则痛缓，恶寒，口不渴	香砂养胃丸、温胃舒胶囊
饮食停滞型	胃部胀痛（常由暴饮暴食所引发），嗳腐吞酸或呕吐不消化的食物，呕吐后疼痛暂可缓解	香砂平胃颗粒
肝气犯胃型	每因情志因素而引发胃脘胀闷、气窜作痛、痛连两胁、嗳气频繁、大便不畅	加味左金丸、气滞胃痛颗粒、胃苏冲剂、养胃舒胶囊
瘀血停滞型	胃脘疼痛，常呈针刺样痛，痛有定处而拒按	元胡止痛片
脾胃虚寒型	胃部隐痛，喜温喜按，空腹痛甚，得食痛减，泛吐清水，食欲缺乏，手足不温，大便溏薄	附子理中丸（浓缩丸）

第

4

章

察言观色，
脾病早发现

人体内外表里是一个统一体，内部的疾病可以从外部反映出来，所以中医说"上工治未病"。上工即"见色知病，按脉知病，问病知处"的高明医生，高明的医生未病先防，治在病先。"脾开窍于口"，脾上有病了反映在口里。如口淡无味、唇淡无泽，多为脾气亏虚；口中黏腻，吃东西不香，或嘴里发甜，多为脾胃湿热。

脾好不好看嘴唇

通过观察一个人嘴唇的厚薄枯荣，可以了解其脾胃之气的充盈与缺损。例如，黑旋风李逵肌肉强壮、嘴唇厚大、向外凸起，吃起饭来如风卷残云，有万夫不当之勇。此类人往往食欲旺盛，体形高大强壮，脾胃功能强大。反之，那些吃饭很慢、挑肥拣瘦、食欲不振的孩童，如张乐平笔下的小三毛一般，嘴唇薄而小、面黄肌瘦、身材矮小，这表明他的脾胃功能较弱。

从嘴唇的色泽和动作来看脾

"唇为脾余"，嘴唇的肌肉由脾所主，唇的形态、色泽、动作的变化都是脾气血变化的外在表现。

脾气健运，嘴唇丰满圆润，富有弹性，且红润而有光泽；反之，嘴唇就会暗淡无光、萎黄不泽，嘴唇上还常常覆盖有一层干裂的皮肤，而且湿热困阻脾气时，嘴唇周围的皮肤上还会出现"胡茬儿"样的印记。

脾气失健，初期则上嘴唇会微微向上翘起，这一现象可能很少有人会注意到。时间久了，则嘴唇周围的肌肉还会慢慢变得消瘦而出现皱纹，甚至会出现消瘦、乏力等全身性气血不足的现象。

另外，很多人有过说话或吃饭时，下嘴唇的里侧被自己咬了一个大血包的经历，其实这个问题是出现在脾有积热、脾气失调上。中医认为，脾气失调、脾有积热，肌肉的协调就会出现一些障碍。另外，除了吃饭说话时咬嘴唇，还会出现口干、口气重、出口疮、鼻头发红甚至长痘等现象。

嘴唇脱皮，先调理脾胃

在干燥的季节，嘴唇四周常会出现不同程度的脱皮现象。嘴唇四周脱皮在医学上称为唇炎，出现此症状多与脾胃有关。中医里讲"脾开窍于口"，脾胃中有火是引发唇炎的主要原因。此时应少吃辛辣油炸的食物、多喝水、补充B族维生素，时常在嘴唇周围涂抹油性软膏，滋润皮肤，防止水分蒸发，内调外敷效果更佳。

从嘴唇看其他病变

若唇色苍白无光，可能贫血；嘴唇青紫暗淡，则要注意心血管疾病。干燥季节，当嘴唇出现干裂、出血、溃疡等"上火"症状时，那是"五脏"向你提出的小小抗议，表明它感染了病毒或疲劳过度。

面色萎黄、无华

面色分为青、黄、红、白、黑五种。正常人的面色是红黄相伴，有光泽。面部色泽的变化能反映出脏腑气血的变化，所以古时就有五色诊。面色萎黄、无华多是脾不好的表现。

从面色看脾病

中医认为，脾为"后天之本"，气血生化之源。脾胃功能健运，则气血旺盛、面色红润、肌肤弹性良好；若脾失健运，气血津液不足，不能营养颜面，其人必精神萎靡、面色憔悴、萎黄不泽。

在五行理论中，土与黄色相配。在临床上，有些人因为内在脏腑的问题，会出现肤色、面色的改变。根据其颜色的不同，可以诊断其内在病变在脏腑上的归属。如果面色发黄，就可考虑诊断为脾病；如果患者面色淡黄，无光泽，称之萎黄，多属脾胃虚弱；如果面、眼睛及全身变黄，称为黄疸；小儿面黄肌瘦，腹坚硬且大，有青筋暴露者，称之"疳积"。

面色不好多喝粥，多吃黄色食物

黄色与脾相应，面色黄须养脾，可以增加养脾的饮食，如各类米粥。

另外，黄色食物是养脾的，脾胃功能不好，应适当吃一些黄色食物，如小米粥、胡萝卜、土豆、南瓜等黄色食物。

从面色看其他病变

面色白须养肺：有些人脸色白如蜡，没有光泽，呈现一种病态。这种病态的白多与肺有关。这类人可适当多吃润肺的水果，如梨、柿子，还可在饮食中适量加些蜂蜜。

面色青须养肝：面色青是经脉阻滞、气血不通的表现。青色与肝相对应，脸色青的人可多食用谷类，如糯米、黑米、高粱等，多吃黄绿色、酸味的食物，如菠菜、油菜、芹菜、橘子等。

面色赤须养心：如果脸色通红或两颧嫩红都表示身体出现异常。红色对应心，面色发红的人可以多吃桂圆粥，以安神补气血。

面色黑须养肾：面色黑而目白，是肾气内伤所致。黑色对应肾，脸色发黑的人可以适当多吃些韭菜、板栗、泥鳅、黑木耳、枸杞子等。

经常打嗝儿

"打嗝儿"是民间说法，医学上称之为"呃逆"，是以气逆上冲、喉间呃呃连声，令人不能自制的一种病证。有些上了年纪的人发现，经常有打嗝儿甚至呕吐等情况，连饭也不想吃了。经常打嗝儿是什么原因呢？其实这是各种消化道疾病常见的症状之一。如果经常打嗝儿，要提醒大家养脾胃了。

脾胃不和会引起打嗝儿

日常生活中，饮食过饱、吞咽动作过多、冷空气刺激等，都会引起偶尔的打嗝儿。

脾胃虚弱的人，往往在进食高脂、高蛋白饮食，或大量饮酒，或吃冷、热、辣等刺激性食物，尤其是喝一些含碳酸的饮料，比如可乐、汽水等会出现频繁的嗳气，难以自主，打嗝儿几天不好。这类人可服用中药保和丸以健脾、和胃、降逆。或指压中脘穴，颇具效果。方法是：一边吐气，一边用拇指在此穴位用力强压 6 秒钟，重复 5 次时，胸部的难受感往往消失了。

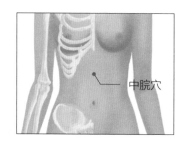

中脘穴

另外，用柿子蒂与生姜煎汁是治打嗝儿的特效药。小孩子打嗝，或因胃受寒而打嗝儿时，可在煎汁中加入少许蜂蜜，这样可易于入口。做法是：取 10 个柿子蒂和少许生姜一起放入锅内，再注入 200 毫升的清水，煎煮至水分减半，一次饮用。

打嗝儿也能警示其他病变

并不是所有打嗝儿都是脾胃不和引起的。如果打嗝儿现象严重，就可能是病理性的，往往警示胃肠神经官能症、胃肠道慢性疾病等消化系统疾病。

打嗝儿不止警惕中风（脑卒中）

研究发现，中风是持续性反复打嗝儿的非常常见病因之一，若不及时治疗，有可能危及生命。老人如果打嗝儿，一般只要保持静息状态，不进行剧烈运动，别喝冷饮，数分钟后便会自行缓解。但如果持续打嗝儿，且伴有肢体活动受限、言语不清，甚至神志不清，特别是患有基础疾病，如高血压、高脂血症、冠心病、动脉硬化的人，要警惕中风，及时去医院就诊。

便秘

脾主运化，胃主受纳，脾胃可以将饮食水谷化为水谷精微，并将精微布散全身，大肠的传导功能有赖于气血的充养及津液的滋润。因此，魄门（肛门）的启闭功能依赖于脾气的升提与胃气的通降。脾胃功能正常，则大肠传导、魄门启闭正常；若脾胃功能失常，则大肠传导功能失常，导致魄门开启失常。因此便秘与脾胃有关联。脾胃虚弱、脾肾虚弱，这些情况老年人比较常见，如老年的、体弱的、大病久病之后的，或者是孕妇、产妇等，没有力量推动大便排出体外，造成便秘。

要治疗便秘，必强脾胃

要治疗便秘，首先从观念上要有所改变。一般认为大便下不来那就要通，最多采用的是泻法……其实我们多数人的便秘非但不该吃泻药，反倒是要吃些补药才对。为什么呢？多数时候我们感觉大便并不是很干很硬、堵在肛门口出不来，而是觉得肛门下坠、有大便的感觉，可是去大便却没有，或者有也是细细的一点儿，还总便不干净。这种现象以老年人、久病不愈的患者、虚胖或瘦弱的人最多见，而产生的原因是肠子自身没力气往前推动。原因还是脾胃虚弱，气血不足。既然是因为虚，治疗起来首先把脾胃补强壮了，气力充沛后大便自然就痛快了。

便秘该怎么养

便秘是脾胃虚弱、大肠津液不足的表现。正常情况下，人喝进去的水通过脾胃运化，才能成为各个脏器的津液。如果脾胃运化能力减弱，就会导致大肠动力不足，继而造成功能性便秘。这样的人应多吃绿叶蔬菜，增加膳食纤维的摄入量；坚持早上起床后喝一杯温蜂蜜水，平时经常多次少量地饮水；饭后顺时针揉肚子，促进肠蠕动；每天定时去蹲厕所，培养定时大便的习惯。

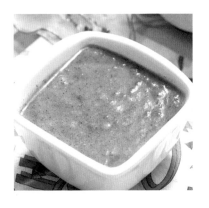

对于热邪积滞、脾胃阴虚、肠道阴液不足而引起的便秘，可用此方调理：先将60克黑芝麻蒸熟，捣烂磨成糊，再煮一段时间后加入60克蜂蜜，分两次服用。

睡觉流口水

口水，每个人都流过。小时候流口水也许可爱，但长大了还流口水，就成了不可言说的苦恼了。有个成语叫"垂涎三尺"，"涎"就是我们俗称的口水，中医认为流口水主要是脾的问题。

脾胃功能不好，爱流口水

如果小孩儿两岁之后还出现口水滴答的现象，家长就要注意了，这有可能是小孩儿脾胃有热或脾胃虚寒所致。如果小孩儿脾胃有热，火热会导致口水较多，甚至口角糜烂；小孩儿脾胃虚寒，气虚不能收摄其津液，以致口水清稀不止、大便溏薄、面白唇淡。

很多大人也会出现流口水的尴尬，这主要是由于吃了太多的辛辣食物，导致脾胃上火而致。这时，就要注意不要再吃辛辣的食物，同时不要吃得太饱，尤其是晚上，一定要少吃。

成人睡觉时流口水，表明脾胃不和

一些人睡觉流口水，大家可能以为只是不雅的问题，但成年人睡觉流口水，其实是脾胃功能不好的一个身体反应。

脾统摄液体，脾胃虚寒、阳气亏虚会引起脾功能失调，无法运化津液，造成睡觉流口水。

另外，睡眠姿势不当，侧睡、趴着睡时，嘴角被挤开或刺激到唾液腺，导致唾液增多，也会造成流口水的情况出现。脾虚引起的流口水可以服用归脾丸调理，卧姿不当引起的则须调整睡姿，睡觉时尽量保持仰睡。

健脾是治疗流口水的有效方法

健脾是治疗流口水的有效方法，大家可以多吃一些健脾的食物，比如山药、扁豆、薏苡仁、莲子等都可以熬粥吃；或可将益智仁、鸡内金研成细粉，每天吃一点，小孩0.5克、大人3~6克。

要么特瘦，要么特胖

"脾在体合肌肉"，脾的功能正常，则全身的肌肉就会丰隆有力；反之，就会瘦弱疲软。"脾在志为思"，思伤脾，过度思虑一定伤脾。假如因过度思虑而伤脾，就显出瘦相，这个人就特别瘦；如果脾湿太重的话就是虚胖。所以脾病有两相，要么特瘦，要么特胖。这就是脾的一个问题。

人为何体虚肥胖或消瘦

有人怎么吃都不胖，有人喝凉水都长肉，这其中的奥秘你可想知道？其实，肥胖和消瘦可能都与脾有着千丝万缕的联系。

中医认为，脾为湿土之脏，主运化，湿为阴邪，耗伤脾阳。脾病多为两种：

一是脾湿过重，导致全身虚胖。湿气太重伤脾阳之气，脾气受损，无力将食物转化为营养，而滞留为水湿，湿久必浊，囤积为脂肪。

二是思伤脾，表现为人特别瘦。吃得再多也不会发胖，这就是中医讲的"胃强脾弱"，食物根本无法被吸收，吃进的食物以不消化的形态被排泄掉，致使身体长期处于亚健康状态，实际上是与肥胖一样处于病态。换言之，一个人体虚肥胖或消瘦都跟脾胃功能失调、脾阳之气受损有关。

"少食而肥"与"多食而瘦"

如果脾运化水谷的功能不正常，不能为气血津液化生提供能量，表现在肌肉，就会显得较为瘦削，全身皮包骨，这样的人即使吃得很多也会瘦得可怜，属"多食而瘦"型。

多食而瘦者，常见于脾胃不足，或久病体虚的人，可在巳时（上午9～11点）按压大都穴和三阴交穴。这类人还可选用补脾祛湿的山药薏苡仁茶（山药：薏苡仁＝2：1）。

如果运化水湿的功能较差，就会在身体里形成洪涝灾害，到处淤泥堆积、赘肉横生，属"少食而肥"型，这种人的典型特征就是"走路气喘，下楼腿软"。

对于"少食而肥"者，可以在巳时按压太白穴和阴陵泉穴两穴，这是一对非常好的健脾祛湿的穴位，是治疗肥胖的必选穴。还可选用燥湿健脾的红豆薏苡仁茶（红豆、薏苡仁各半）。

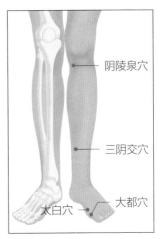

阴陵泉穴

三阴交穴

太白穴 —— 大都穴

手脚爱出汗

天气热，身体易出汗这是正常现象，可有的人只是手脚爱出汗，这是怎么回事呢？手脚爱出汗，可能与脾胃有关。由于脾胃功能有些失调，体内湿气重，脾运化功能弱，水湿运不出去，水气朝下走，所以脚汗多。

脾虚湿气重，手脚好出汗

脾虚的人湿气重，这种人的典型表现是比别人更容易出汗，特别是手和脚。这是因为人体内的湿气是往下走的，所以四肢尤其是脚部易出汗。脾胃与消化有关，如食物在胃肠道吸收不好，会导致脾气不足，进而引起心气不足，故而爱出汗。

出汗要辨证调理脾胃

白天爱出汗，中医称为自汗，与气虚有关；晚上爱出汗为盗汗，与阴虚有关。在调理脾胃时，要据不同体质而定。

如果是气虚者，应多吃一些益气健脾的食物，如山药、薏苡仁、莲子、茯苓等，少吃辛辣、油腻的食物；还可以用豆浆加水与大米同煮为粥，以白糖调味，每日两次；也可将红枣去核，与人参、大米同煮为粥，经常食用。

如果是阴虚者，则以养脾为主，可食人参排骨汤、黄芪汽锅鸡。多食冬瓜汤，也可祛湿。另外，食用酸枣也有止汗效果。

手脚出汗的其他调理

如果手部出汗比较严重，外出时可戴双薄薄的棉质手套，这样手汗可以及时被吸收，也能避免汗液中细菌的滋生。

脚部出汗常会导致臭脚，所以，有"汗臭脚"的人，鞋子最好穿透气性强的，否则会长湿疹或脚气。外用可以取艾叶10克、葛根30克、王不留行30克、透骨草30克，熬成汤药，再加入明矾10克，等汤药冷却后就可以泡脚。一般6天为一个疗程，两个疗程就好了，对那些天生脾胃虚的人时间还要更长些。症状比较轻微的汗臭脚可以在洗脚水里加点白醋，既可以抑制汗液分泌，还可以杀菌。而比较重的"汗臭脚"，最好让医生配制专门的中药内服、外用才可以达到理想的治疗效果。

带下色白，无臭味

白带是妇女阴道里分泌的少量黏液状物质，犹如白色半透明蛋清样，既无味又无刺激性。白带也和月经一样，是女性一种正常的生理表现，它反映了女性生理健康，又是某些妇科病变的征兆。中医认为，当出现带下色白、无臭味、少气乏力、食欲减退、大便溏薄、下肢轻度水肿等情况，说明是由脾虚导致的带下病，宜健脾化湿。

脾虚型带下病的表现

带下色白，且稀薄无臭，面色萎黄或苍白，无光泽，少气乏力，倦怠少神，有时大便稀烂，下肢轻度水肿，舌质淡胖，舌苔白、略厚，脉虚无力。

> **肾虚型带下病的表现**
>
> 白带稀薄、色清如水，面色偏晦暗，有较明显的腰部疼痛，小便清长，甚至四肢冷而不暖，大便稀烂，舌苔白，脉沉细（重按方可感觉到脉搏跳动）。对于经久不愈的肾虚型带下者，可以常服六味地黄丸。

脾虚型带下病食疗方

妇女带下病，除应对症治疗外，还可进行辨证食疗，也有很好的辅治作用。

● 白扁豆100克，用淘米水浸泡后，去皮，加红糖30克、山药50克，煮熟服用。一日两次。可以健脾化湿止带。适用于脾虚有湿、赤白带下。

● 山药30克（去皮），莲子（去心）30克，薏苡仁30克洗净，放入砂锅，加水800毫升，用小火煮熟后即可食用，每日服食1次，1周见效。适宜脾虚型白带异常。

● 冬瓜子30克，冰糖30克。冬瓜子捣碎加冰糖，开水冲服，早晚饮用。有利湿止带之功效。

● 鸡冠花30克，猪瘦肉100克。鸡冠花洗净，猪瘦肉洗净、切厚片。同放砂锅内，加清水4小碗，小火煮至1小碗，加精盐调味，饮汤食肉。每日1次，可连食2～3日。适用于湿热带下者。

此外，按中医饮食禁忌而言，湿热型带下病不宜吃鱼虾之类的腥膻食品。

脾虚型带下病中成药

对于脾虚型带下病，常服用含有山药、苍术、茯苓、党参等药材组方的中成药——愈带丸，每日服两次，每次服用15克。

双腿水肿

中医对于水肿病机的理解，认为其本在肾、其末在肺、其制在脾，并以脾、肾作为水肿病机的关键。中医认为，肺虚、脾虚、肾虚都可导致水肿。现代医学认为，双腿水肿的原因很多，建议先到医院看医生，切不可盲目用药。

脾虚可导致水肿

脾主输布津液，运化水湿，如果脾胃气虚或脾阳不足，则水湿运不出去聚留在体内表现为肿。

脾虚导致的水肿尤其体现在腿部，按下凹陷不易恢复、不爱吃东西、饭后腹胀、脸色灰暗、神疲肢冷、小便减少，就应健脾利湿。

饮食上，多吃赤小豆、黑豆、薏苡仁、山药、芡实、牛肉、红枣、胡萝卜、土豆等补脾食物，建议把薏苡仁、山药、芡实放一起熬粥，每天早上喝一碗。同时，忌食苦瓜、冬瓜、黄瓜、芹菜等易伤脾气的食物。

夏天腿肿喝赤小豆汤

长夏是指夏季末、夏秋之交的多雨季节，大约是在阴历七月。在我国不少地方尤其是南方，长夏既炎热又多雨，空气中湿度很大。湿为长夏主气，人体的脾与之相应，易发水肿，所以，古人指出"长夏防湿"。

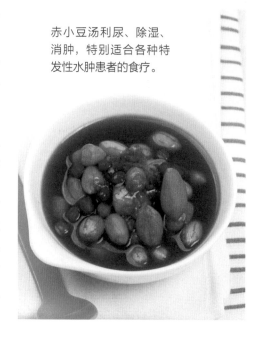

赤小豆汤利尿、除湿、消肿，特别适合各种特发性水肿患者的食疗。

赤小豆是利湿佳品，夏天喝赤小豆汤不失为一种好的消肿方法。具体来说，用赤小豆与薏苡仁、花生仁煲汤水，或用赤小豆加陈皮煮食，都有利湿的功效。用赤小豆配豆腐和紫苏叶，还可促进肠胃功能正常运作，并可达到瘦身的目的。用赤小豆与薏苡仁、黑豆、扁豆、花生仁、麦片一起煮，还有防治脾湿脚气的功效。

第

5

章

健脾养脾，
饮食有方

众所周知，民以食为天。没有饮食源源不断地输入人体，人的生命就不可能得到维持，而饮食要真正成为生命的原动力，必须有一个消化和吸收的过程。俗话说"人是铁，饭是钢"，饭要发挥作用，中医认为，靠的就是脾。所以把脾养好了，食物才能更好地被人体吸收。大家平时多吃一些健脾养脾的食物，就是很好的养生方式。

益气健脾最佳食物

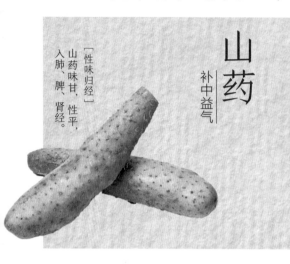

山药
补中益气

[性味归经]
山药味甘，性平，入肺、脾、肾经。

山药，人称"神仙之食"。中医认为，山药入肺、脾、肾三经，具有补肺、健脾、固肾、益精等功效，适合各种体质的人。而且它性味平和，食用后，不用担心腹胀、便秘等困扰。另外，山药既补脾气又益脾阴，既益肾气又养肾阴，且甘中带涩而具敛补之性。通过补气而能固涩，用于调治慢性泄泻，通过养阴而润肠通便，用于调治习惯性便秘。

主要功效

补肺、健脾、固肾、益精、止泻、敛汗、化痰涎、润皮毛。

适用病证

近代中医常用山药来治疗慢性肠胃炎、肺虚咳嗽、脾虚久泻、肾气不足等证。

食用提醒

● 山药最好是蒸着吃。山药切片后浸泡在盐水中，可以防止氧化发黑。

● 新鲜山药一定要煮熟、煮透，因为山药中含有一种碱性物质，在高温下才能被破坏，如果没熟透，口腔会发麻，甚至还会引起恶心、呕吐等中毒症状。

● 中老年人发生脾虚所致的食欲不振、消化不良、大便滑泻、体弱无力，肺虚所致的虚劳乏力、气短咳喘，肾虚所致的腰膝酸软无力等，都可常吃山药，而且最好是蒸着吃。

● 新鲜山药切开时会有黏液，极易滑刀伤手，可以先用清水加少许醋洗，以减少黏液。

● 山药中的淀粉含量较高，大便干燥、便秘者最好少吃。此外，山药甘、平且偏热，体质偏热、容易上火的人也要慎食。

治脾胃病小偏方

鲜山药50克，莲子10克，芡实10克，薏苡仁10克，大米100克。将以上所有材料洗净，加水适量，煮成粥食用。可益气健脾、补中止泻，适宜于脾虚证的调理。中老年人因脾虚而致消化不良、腹泻、全身无力、自觉心累气短等，可喝此粥。

牛肉山药枸杞子汤

材料 牛腱子肉150克，山药100克，
莲子15克，桂圆肉10克，枸杞
子5克。

调料 精盐5克，葱段、姜片、料酒、
清汤各适量。

做法

❶ 将牛腱子肉洗净，切块，焯水，捞
出沥干；莲子、枸杞子洗净，用温
水泡软；山药洗净，去皮，切块。

❷ 砂锅内放入清汤，放入牛腱子肉、
葱段、姜片，大火烧开后，加入料
酒，改小火炖两小时，放入山药块、
莲子、枸杞子、桂圆肉，小火炖30
分钟，加精盐调味即可。

功效 温热身体、增强活力。

糯米莲子山药糊

材料 糯米60克，莲子20克，山药
20克。

调料 白糖15克。

做法

❶ 糯米淘洗干净，用清水浸泡两小时；
莲子去莲心，用清水浸泡两小时，洗
净；山药洗净，去皮，切小块。

❷ 将上述食材倒入全自动豆浆机中，
加水至上下水位线之间，按下"米
糊"键，至豆浆机提示米糊做好，
加入白糖搅拌至化开即可。

功效 补脾止泻、滋补元气。

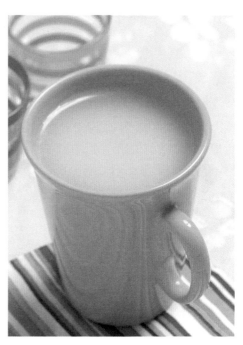

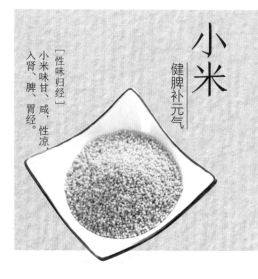

小米
健脾补元气

[性味归经] 小米味甘、咸，性凉，入肾、脾、胃经。

要想把五脏养好，首先要把脾胃养好，小米补益脾胃，是身体虚弱者进补的上品。中医认为，脾胃是元气之本，小米健脾养胃，能很好地补元气。难怪在我国北方，民间常以小米和红枣一起熬粥，待小米熟烂，再加入红糖，以补养气血，治疗产后体虚、多汗，帮助产妇恢复体力。另外，在没胃口、食欲差或肠胃不好的时候，小米粥的作用不亚于开胃菜。很多人胃口不好，吃了小米粥后能开胃又能养胃，这样营养跟上来了，气血就充足了。

主要功效

健脾养胃，健胃消食，防止反胃、呕吐，滋阴养血，补元气，安神助眠。

适用病证

食欲不振、消化不好、受寒腹泻、呕吐、睡眠不安等。

食用提醒

● 小米常用来熬粥，小米粥营养丰富，有"代参汤"之美称，尤其是上层的米油，这是小米粥的精华所在，对身体很滋补。

● 如果是用于腹泻患者，可以把小米炒过再煮；消化不良或呕吐时，也可用小米熬成粥吃。孕妇晨起不适，或在产后调养，皆可食用小米粥。

● 尽管用小米熬粥是非常好的做法，但本着营养均衡全面的原则，因此五谷要杂吃，可向小米粥中加入诸如土豆、红薯、红枣、莲子、百合等熬制，均衡其营养。还要提醒的是，由于粥易吸收，导致血糖快速升高，所以患有糖尿病的人在喝粥时需要慎重一些。

● 小米与杏仁同食，可能使人吐泻，因此肠胃不好的人应尽量避免小米与杏仁同食。

● 小米蛋白质的氨基酸组成不够理想，赖氨酸低而亮氨酸高，应注意搭配富含赖氨酸的豆类和肉类食用。

治脾胃病小偏方

小米和山药共同研成细末，加水煮成糊状，再加点白糖食用。此方适用于小儿消化不良、大便溏稀，也适用于老年腹泻者。

鸡蛋红糖小米粥

材料 小米 100 克，鸡蛋 2 个。

调料 红糖 10 克。

做法

❶ 小米清洗干净；鸡蛋打散。

❷ 锅中加适量清水烧开，加小米大火煮沸，转小火熬煮，待粥烂，加鸡蛋液搅匀，稍煮，加红糖搅拌即可。

功效 补气养血、健脾养胃、滋养元气。

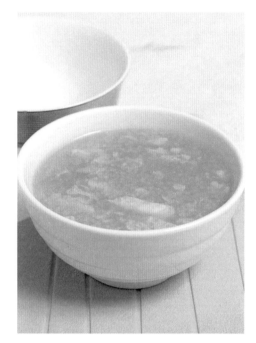

银耳南瓜小米粥

材料 南瓜 300 克，水发银耳 50 克（干重 5 克），小米 50 克。

做法

❶ 水发银耳洗净，撕成小朵；小米淘洗干净，浸泡；南瓜洗净，切块。

❷ 锅内加适量清水，用大火烧开，倒入小米，煮沸，放入南瓜块、水发银耳，一同煮至米烂粥稠。

功效 南瓜可以补中益气，且富含膳食纤维，可以润肠通便。南瓜还可以保护胃黏膜，帮助消化，和小米一起食用，补养脾胃的功效更强。

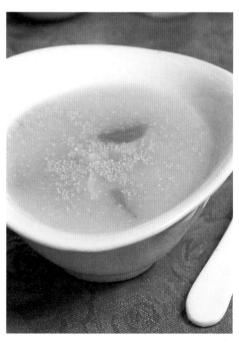

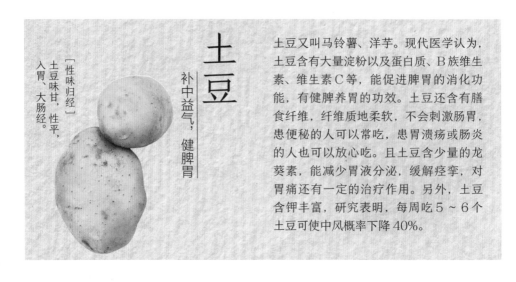

土豆

补中益气，健脾胃

[性味归经] 土豆味甘，性平，入胃、大肠经。

土豆又叫马铃薯、洋芋。现代医学认为，土豆含有大量淀粉以及蛋白质、B族维生素、维生素C等，能促进脾胃的消化功能，有健脾养胃的功效。土豆还含有膳食纤维，纤维质地柔软，不会刺激肠胃，患便秘的人可以常吃，患胃溃疡或肠炎的人也可以放心吃。且土豆含少量的龙葵素，能减少胃液分泌，缓解痉挛，对胃痛还有一定的治疗作用。另外，土豆含钾丰富，研究表明，每周吃5～6个土豆可使中风概率下降40%。

主要功效

和胃调中、健脾益气、补血强肾、宽肠通便、预防中风。

适用病证

一般人群都适合，尤其适合胃溃疡、慢性胃炎、消化不良、习惯性便秘、皮肤湿疹、水痘、心脑血管疾病患者。

食用提醒

● 用1/3的土豆泥（煮熟去皮捣碎）和2/3的面粉混合，做成软饼，最适合老年人食用，既香软可口，又能延年益寿。

● 由于土豆含有天然毒素（龙葵素），如果吃土豆时口麻、发涩，则表明含龙葵素较多，应立即停止食用，以防中毒。最好的办法是：其一，应选色泽黄白、外皮完整无损的土豆，不能食用变质、发芽或变绿的土豆；其二，在烹调土豆时加入适量的米醋，能起到解毒作用。

● 削皮后的土豆如不马上烧煮，应浸在凉水里，以免发黑，但不能浸泡太久，以免其营养成分流失。

● 土豆油炸后，会吸收大量脂肪，热量很高，许多营养物质被破坏，还会生成有致癌作用的丙烯酰胺，所以，最好少吃油炸土豆食品。

治脾胃病小偏方

准备土豆100克，生姜10克，橘子1个。将土豆和生姜分别洗净、切碎，加橘子一个，去皮、去核，用纱布绞汁。餐前服1汤匙。此方可以治疗恶心、反胃。

土豆排骨汤

材料 猪排骨 1000 克，土豆 300 克。

调料 葱花、姜片、料酒、精盐、味精
各适量。

做法

❶ 把猪排骨剁成小块，洗净，沥干水
分；土豆去皮，切块。

❷ 将排骨放在开水锅中烫 5 分钟，捞
出后用清水洗净。

❸ 将排骨块、姜片、料酒和适量清水
放入锅中，置大火上煮沸，然后改
用小火炖至半熟，放入土豆块炖至
熟烂，再加精盐、味精、葱花即可。

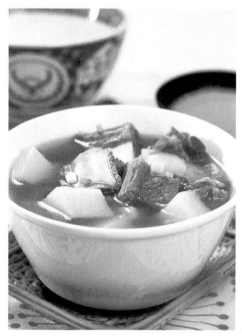

牛肉土豆汤

材料 牛肉 800 克，土豆 300 克。

调料 味精、胡椒粉、蒜末、桂皮、料
酒、小葱、精盐、姜各适量。

做法

❶ 牛肉洗净，切小块，用冷水泡约两
小时后，连水倒入煲内煮沸，撇去
浮沫，放入拍破的小葱、姜、桂皮、
料酒、精盐煮沸，转用小火炖烂，
然后去掉葱、姜、桂皮。

❷ 土豆削去皮，切成块，用碗装上，
放入牛肉汤，上笼蒸烂取出。

❸ 将土豆倒入牛肉煲内，煮沸后加味
精、蒜末调好味，然后装入汤碗内，
撒上胡椒粉即可。

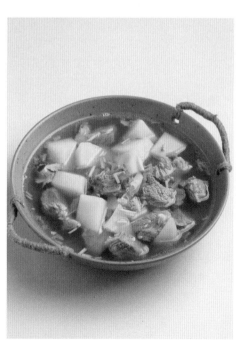

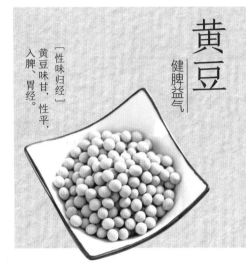

黄豆
健脾益气

[性味归经] 黄豆味甘，性平，入脾、胃经。

中医认为，黄豆有健脾益气、清热解毒之功，适用于脾虚气少、乏力消瘦、消化不良、血虚萎黄、疔毒疮疡、盐卤中毒等证。另外，黄豆中还含有多种有益健康的成分，如大豆异黄酮、磷脂、植物固醇、大豆低聚糖等，从而赋予了黄豆一些特有的保健功能，比如预防冠心病、动脉硬化和乳腺癌等疾病。

主要功效

健脾利湿、益血补虚、解毒、降低血脂、美白护肤、预防癌症。

适用病证

适用于高脂血症、动脉粥样硬化、高血压、冠心病、脑梗死、肿瘤、糖尿病、骨质疏松、缺铁性贫血患者。

食用提醒

● 吃完黄豆感觉腹胀，这是因为其含有大量蛋白质，容易引起消化不良。此外，豆类富含膳食纤维，也是其不易消化的原因。因此，黄豆虽好，晚上还是别多吃。

● 黄豆不宜食用过多，否则不易消化，脘腹胀满。

● 煲瘦肉或鱼汤时放上一把黄豆，味道清甜又补气。

● 急性胃炎和慢性浅表性胃炎患者不宜食用豆制品，以免刺激胃酸分泌过多从而加重病情，或者引起肠胃胀气。

● 豆类中含有一定量低聚糖，可以引起嗳气、肠鸣、腹胀等症状，所以有胃溃疡的朋友最好少吃。

治脾胃病小偏方

将炒熟的黄豆放入瓷瓶中，倒入食醋浸泡。黄豆与食醋的比例为1：2，严密封口后置于阴凉、通风、干燥处，7天后开封食用。可以在每日早餐时作为开胃小菜食用，一次二三十粒，长期食用可以辅助降压。

猪肉黄豆炖豆腐

材料 猪五花肉 150 克，豆腐（北豆腐）
300 克，黄豆 200 克，腌制的雪
里蕻 100 克。

调料 精盐 4 克，葱段 5 克，姜末 3 克，
花椒 2 克，味精适量。

做法

❶ 将黄豆洗净，用水泡涨；将豆腐切块，
放入沸水锅内烫一下，捞出，放入清
水盆中；将猪五花肉切成丝；雪里蕻
切成 3 厘米长的段，用温水浸泡。

❷ 将锅置于大火上，倒入油烧热，用
葱段、姜末炝锅，加入水、精盐、
花椒，放入黄豆炖 25 分钟。

❸ 放入五花肉丝、豆腐块、雪里蕻段，
用小火炖 10 分钟，加入味精即可。

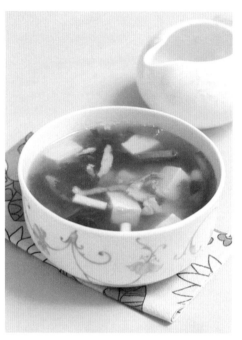

雪菜炒黄豆

材料 黄豆 100 克，雪里蕻（雪菜）
50 克。

调料 干红辣椒 3 克，味精少许，白糖
3 克，料酒 10 克，香油适量。

做法

❶ 黄豆泡发，洗净；雪里蕻洗净，挤
干，切段。

❷ 锅内倒入植物油烧热，放入干红辣
椒炸香，加黄豆、白糖、料酒及适
量水，加盖儿焖至黄豆熟，加入雪
里蕻翻炒熟，放入味精，淋上香油
即可。

功效 开胃消食、降低胆固醇。

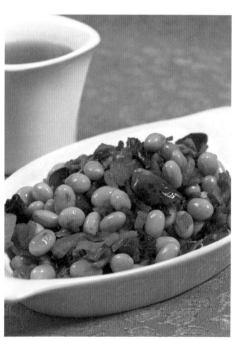

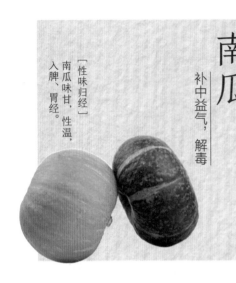

南瓜

补中益气，解毒

[性味归经] 南瓜味甘，性温，入脾、胃经。

南瓜有补中益气、解毒杀虫之功。所以，南瓜易产气，对于爱生气和平时容易脘腹胀满的人，最好不要多吃，更不能和红薯、土豆放在一起吃，这样会增加脘腹胀满的程度。现代医学研究表明，南瓜中富含纤维素和果胶，可以结合多余的胆固醇，并能黏结和消除体内细菌毒素和其他有害物质，如重金属中的铅、汞和放射性元素，可起到解毒作用。南瓜还可以保护胃黏膜，帮助消化。

主要功效

润肺益气、化痰排脓、驱虫解毒、治咳止喘、消炎止痛。

适用病证

一般人群都适合，尤其适合肺痈、便秘、肥胖、高血压、肾病、慢性支气管炎、哮喘患者。

食用提醒

● 早餐煮粥时放几块南瓜，或者在晚餐桌上加一道南瓜粉丝汤，简单方便。

● 南瓜皮不易消化，消化不良的患者食用时最好去皮。当然，消化功能良好的人，最好连皮一起食用。

● 老南瓜和嫩南瓜在营养成分上有一定区别。总的来讲，老南瓜水分含量低，糖分和淀粉含量较高，胡萝卜素、钾、磷、膳食纤维等营养成分较嫩南瓜也相应有所提高。而嫩南瓜蛋白质含量比老南瓜略高。

● 糖尿病患者吃白米饭时，不如少放米，然后加上50克南瓜做成南瓜饭，既可以减少米饭等可引起血糖指数升高的食物的摄入量，又可以利用南瓜的降糖作用。

● 南瓜籽富含锌和维生素C，而锌不但可以促进睾丸激素的分泌，还可以增加精子数量，维生素C也有提高精子质量的作用。因此，经常吃南瓜籽，有助于男性提高精子质量。

治脾胃病小偏方

古代医药典籍中有"生南瓜籽驱蛔虫"的记载。若患有蛔虫时，可把南瓜籽研成细末，用开水调服，每次1匙，每日两次，连服5～6天。若有绦虫时，可将新鲜的南瓜籽50克捣烂，加开水制成乳剂，每日1次空腹吃完。

燕麦南瓜粥

材料 燕麦 30 克，大米 50 克，小南瓜 1 个。

做法

❶ 将南瓜洗净，削皮，去籽，切成小块；大米洗净，用清水浸泡 30 分钟。

❷ 锅置火上，将大米与清水一同放入锅中，大火煮沸后改小火煮 20 分钟。

❸ 放入南瓜块，小火煮 10 分钟，再加入燕麦，继续用小火煮 10 分钟即可。

功效 增强免疫力。

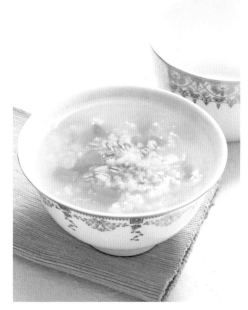

豆浆南瓜浓汤

材料 豆浆 150 毫升，南瓜 200 克，虾仁 50 克，青豆仁 20 克，干百合 30 克。

调料 洋葱末 15 克，蒜末 5 克，高汤 500 毫升，精盐 3 克，胡椒粉少许。

做法

❶ 南瓜去籽和皮，切片备用；青豆仁、虾仁一起放入沸水中汆烫，再将虾仁切丁备用。

❷ 锅置火上，倒油烧热，爆香蒜末、洋葱末，放入南瓜片翻炒几下，再加入高汤，放入百合，煮至南瓜熟软，倒入豆浆，煮沸后放虾仁、青豆仁，再次煮沸后加精盐和胡椒粉。

功效 强健脾胃、帮助消化。

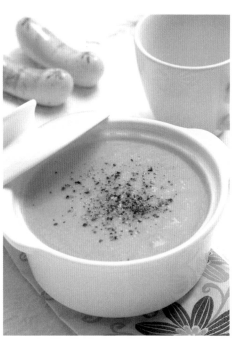

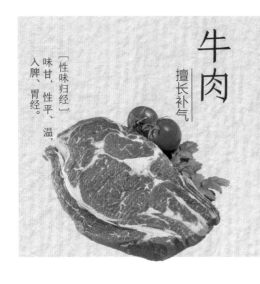

牛肉

擅长补气

[性味归经]

味甘，性平、温，入脾、胃经。

黄牛肉属于温热性质的肉食，擅长补气，是气虚之人进行食养、食疗的首选肉食，就好像气虚之人进行药疗常常首选黄芪那样。就补养的脏腑来说，黄牛肉重在补养脾胃，从而滋养其他脏腑。现代医学认为，牛肉含酪蛋白、白蛋白、球蛋白较多，有增强人体免疫力的作用。牛肉富含人体必需的氨基酸，且含有B族维生素及钙、磷、铁、锌，有较强的补血作用。

主要功效

补精血、益气血、温经脉、滋养脾胃、强筋健骨、消肿利水、消食化积。

适用病证

大凡中气不足、气血两亏、脾弱不运、体虚久病、颜面苍白、面浮腿肿的人，吃牛肉都有助于改善症状。

食用提醒

● 炖牛肉时加适量生姜，不但味道鲜美，而且可增加温阳祛寒的作用。

● 牛肉不易炖烂，酌加少量山楂，可加速炖熟。

● 牛肉的肌肉纤维较粗糙，不易消化，更有很高的胆固醇和脂肪，故老人、幼儿及消化力弱的人不宜多吃或适当吃些嫩牛肉。

● 牛肉不宜熏、烤、腌制，以免产生苯并芘和亚硝胺等致癌物质。

● 牛肉属于红肉，含有一种具有臭味的乙醛，过多摄入不利健康。患皮肤病、肝病、肾病的人应慎食。

〈 治脾胃病小偏方 〉

准备北箭芪（黄芪的上品）60克，黄牛肉250克，调料适量。北箭芪切片，洗净，装入纱布袋内，扎紧袋口备用；黄牛肉切块后洗净；将药袋与牛肉块放入砂锅，加水及调料共炖至牛肉烂熟，去药袋，吃肉喝汤。此方有补气血、长肌肉、增力气和促使病后康复的功效。主治气血不足、肌肉萎缩、肌无力等证。

番茄炖牛腩

材料 牛腩 400 克,番茄 250 克。

调料 料酒、酱油各 15 克,葱末、姜末各 5 克,精盐 4 克。

做法

❶ 牛腩洗净,切块,入沸水锅中焯一下,捞出备用;番茄洗净,去皮,取一半切碎,另一半切块。

❷ 锅置火上,倒油烧至六成热,爆香姜末,放入番茄碎,大火翻炒几下之后转小火熬煮成酱。

❸ 加牛腩、酱油、料酒、精盐,翻匀,倒入砂锅中,加水炖至熟烂,放番茄块炖 5 分钟,撒葱末即可。

功效 番茄炖牛腩可以补益气血、补血养颜、美容护肤。

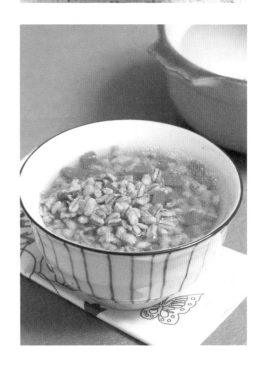

大麦牛肉粥

材料 大麦 75 克,牛肉 50 克,胡萝卜 25 克。

调料 姜末 10 克,精盐 4 克。

做法

❶ 大麦洗净,用水浸泡 1 小时;牛肉洗净,切末;胡萝卜洗净,切丁。

❷ 锅置火上,倒入适量清水烧沸,放入大麦,大火煮沸后换小火熬煮,粥将熟时加胡萝卜丁,熬煮 5 分钟后再加入牛肉末、姜末,煮至牛肉末熟透时用精盐调味即可。

功效 大麦可益气宽中,牛肉可补气血,胡萝卜可补气健脾。三者一起煮食,有健脾益胃、补益气血的功效,适合气虚体质者食用。

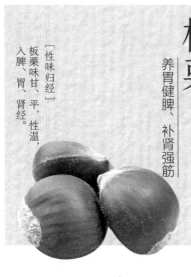

板栗

养胃健脾、补肾强筋

[性味归经]

板栗味甘、平，性温。入脾、胃、肾经。

中医认为板栗性温味甘，补中益气，有养胃健脾、补肾强筋的作用。板栗的食疗方法有很多。比如，用板栗和粳米煮粥，常食之，既能增进食欲，又能补肾虚、壮筋骨，老少皆宜。用栗子焖烧童子鸡，具有滋补肝肾、健脾养胃的功效，适用于中老年人养颜保健。

主要功效

健脾益气、补肾强筋、养胃、抗衰老。

适用病证

一般人群都适合，尤其适合肾病、高血压、冠心病、动脉粥样硬化、骨质疏松、腰膝酸软无力等患者。

食用提醒

● 新鲜板栗容易变质，吃了发霉板栗会中毒，因此变质的板栗不能吃。

● 板栗怎么生吃最好呢？最好是每天早晨和晚上，把新鲜的栗子放在口中细细咀嚼，直到满口白浆；然后慢慢吞咽下去，就能收到更好的补益作用，达到有效预防和治疗肾虚、腰酸腿疼的目的。

● 湿热内蕴、脾虚腹胀、消化不良者，产后、病后及便秘者须慎食板栗。

● 板栗所含糖分较高，糖尿病患者应少吃。

● 栗子不能一次大量吃，吃多了容易胀肚，每天只需吃六七颗，坚持下去就能达到滋补效果。而且栗子含淀粉较多，饭后吃容易导致摄入过多热量，增加肥胖的概率。所以，最好在两餐之间把栗子当成零食，或做在饭菜里吃，而不要在饭后大量吃。

（治脾胃病小偏方）

栗子肉30克，茯苓12克，红枣10克，大米60克，同煮粥，用白糖调味食用。此方可治脾胃虚寒引起的腹泻。

栗子红薯粥

材料 大米、小米各 30 克，熟栗子 40 克，红薯 50 克。

调料 白糖适量。

做法

❶ 大米、小米分别洗净；栗子去皮，取肉；红薯洗净，切小块。

❷ 锅置火上，倒入适量清水，放入大米和小米煮沸，放入红薯块、栗子肉转小火煮 30 分钟至米烂粥稠，加入适量白糖即可。

功效 补中益气、健脾补肾、润肠通便、防癌抗癌、壮筋骨、通乳汁。

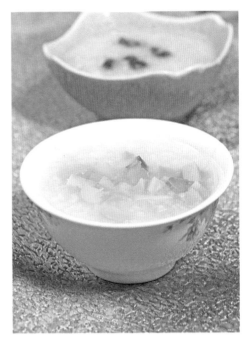

板栗炒香菇

材料 水发香菇片 200 克，栗子肉 100 克，油菜段 50 克，鸡蛋 1 个。

调料 葱花、姜片、蒜片、淀粉各 5 克，高汤 20 克，精盐 4 克，水淀粉 15 克，胡椒粉、香油各少许。

做法

❶ 水发香菇片用鸡蛋液、淀粉拌匀。

❷ 栗子肉洗净，切片，放入开水中煮至六成熟，捞出，沥干。

❸ 油锅烧热，下香菇片滑油至微黄，盛出，原锅倒油烧热，放栗子片、油菜段、香菇片、葱花、姜片、蒜片炒几下，加高汤烧开，放精盐、胡椒粉调味，用水淀粉勾薄芡，淋上香油即可。

功效 补中益气、健脾开胃。

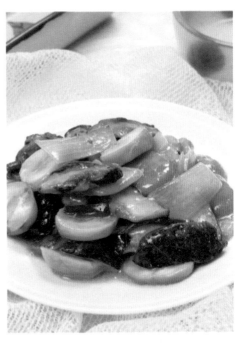

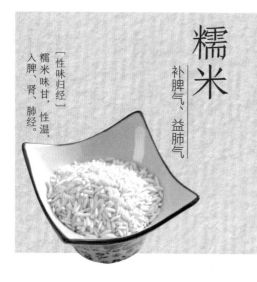

糯米

补脾气、益肺气

[性味归经]

糯米味甘，性温，入脾、肾、肺经。

中医认为，糯米为温补强壮食品，能够补养人体正气，吃后会周身发热，起到御寒、滋补的作用，最适合在冬天食用。白糯米补中益气（补脾气、益肺气）；黑糯米和红糯米的补益功效更佳，有补血、旺血的作用，民间多用来酿酒，有补血虚之效。对中气虚、脾胃弱，甚至在夏季经常腹泻的人来说，糯米有很好的补益作用。与山药熬粥，可强健脾胃；加莲子同熬，可温中止泻。

主要功效

补血益虚、固涩止汗、健脾旺血、补中益气、健脾养胃。

适用病证

对食欲不佳、腹胀腹泻有一定缓解作用。对一些因脾胃虚寒引起的食欲不佳、腹胀腹泻以及气虚引起的汗虚、气短无力有一定的辅助治疗作用。

食用提醒

● 糯米有收敛作用，如吃糯米导致便秘，可以喝点萝卜汤化解。

● 在蒸煮糯米前要先浸泡两小时。

● 糯米做的粽子如果放凉后再吃，容易伤脾胃。

● 冠心病、高血压、高脂血症等心血管疾病以及其他慢性病患者对糯米食品则要悠着点，不宜过量。因糯米性黏滞，难于消化，不宜一次食用过多，否则很容易成为心绞痛、心肌梗死的诱发因素。

● 由于糯米不易消化，所以老人、小孩儿不宜多吃。

● 糯米性黏不易消化，吃了过于油腻的菜肴后，应避免吃大量的糯米，以免损伤脾胃。

治脾胃病小偏方

糯米、藕粉、白糖加水适量，揉成团，放于蒸锅笼屉上蒸熟吃。对于饮食差、虚弱、便血者可起到补虚、止血、养胃的作用。糯米 100 克，莲肉 30 克，白果 15 克，胡椒 5 克。将莲肉、白果、胡椒捣碎，和糯米共入砂锅内，加水适量，煮粥。每天早上空腹代早餐食，连用 7～10 天。此粥有补脾益肾、固涩收敛之功，适用于白带过多证。

山药糯米粥

材料 糯米 100 克，山药 50 克。

调料 白糖 10 克。

做法

❶ 糯米淘洗干净，用水浸泡 4 小时；山药洗净，去皮，切小丁。

❷ 锅置火上，加入适量水烧沸，放入糯米，煮沸后转小火慢煮至八成熟，加入山药丁熬煮至熟，加白糖调味即可。

功效 健脾益胃、益肺止咳。

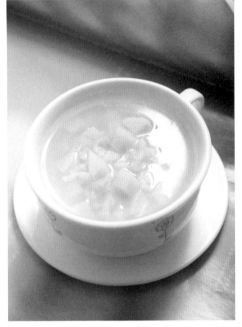

糯米蒸糕

材料 糯米粉 150 克，大米粉 150 克，红枣、碎核桃仁各 25 克。

调料 碎葡萄干、青丝、红丝、白糖各少许。

做法

❶ 红枣洗净，去核，放入水中泡软，切碎；白糖加入适量的开水化开，晾凉。

❷ 将大米粉、糯米粉放入容器中混合均匀，再放入大部分红枣碎、核桃仁碎、葡萄干碎拌匀，倒入糖水拌匀，将拌好的蒸糕坯放在屉布上，抹平，剩余的红枣碎、核桃仁碎、葡萄干碎及青丝、红丝均匀地撒在上面。

❸ 上笼大火蒸 20 分钟左右，出笼晾凉，切块即可。

功效 补中益气、健脾养胃。

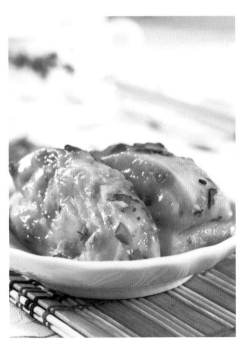

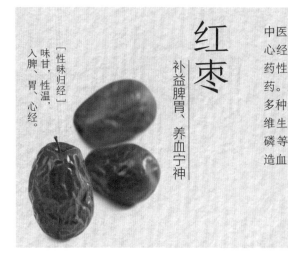

红枣

补益脾胃、养血宁神

[性味归经] 味甘，性温，入脾、胃、心经。

中医认为，红枣味甘、性温，入脾、胃、心经，具有补益脾胃、养血安神、缓和药性之功，是中医处方里最常见的一味药。现代营养学认为，红枣含有蛋白质、多种氨基酸、胡萝卜素、维生素A、B族维生素、维生素C、维生素P、铁、钙、磷等营养成分，对肝脏、心血管系统、造血系统都很有益。

主要功效

补益脾胃、养血安神、生津液、解药毒、缓和药性、保护肝脏、降低胆固醇、升高白细胞、抗过敏。

适用病证

红枣是中医处方里最常见的一味药，主要用于脾胃气虚、倦怠乏力、血虚萎黄、贫血消瘦、失眠多梦等证。

食用提醒

● 没有在铁锅里炒硬、炒黑的红枣泡茶喝是没有用的，因为外皮包裹住了枣子，营养成分出不来。

● 红枣最好是水煮吃，常用的方法是将红枣煎水服用，这样既不会改变进补的药效，也可避免生吃引起的腹泻。如能将红枣与大米、小米或糯米同煮为粥，则具有补益脾胃、补气益血的作用。

● 红枣味甜，多吃容易在体内积聚湿气，加重经期眼肿、脚肿的现象，所以湿重的女性经期忌吃。

● 红枣富含糖类，对糖尿病患者来说，宜少吃红枣，以免血糖增高。

● 红枣营养丰富，10~20克为每天最佳进食量，过度食用会有损消化功能，引发便秘。

● 鲜枣吃多了，易致腹泻，并伤害脾胃，所以外感风热而引起的感冒、发热者及腹胀气滞者，都要忌吃鲜枣。

治脾胃病小偏方

陈皮15克切丝，红枣15克炒焦，用沸水冲泡，代茶频饮。可缓解消化不良、上腹隐痛、饭后饱胀等症状。

百合红枣牛肉汤

材料 牛肉 200 克，百合 30 克，白果 50 克，红枣 10 克。

调料 精盐 4 克，姜片、香油各适量。

做法

❶ 牛肉洗净，焯烫，切薄片；白果去壳，用水浸去外层薄膜，洗净；百合、红枣分别用清水洗净，红枣去核。

❷ 砂锅内倒入适量清水烧沸，放红枣、白果和姜片，用中火煲至白果将熟，加牛肉片、百合继续煲至牛肉熟软，加精盐调味，淋上香油即可。

功效 增加血液含氧量。

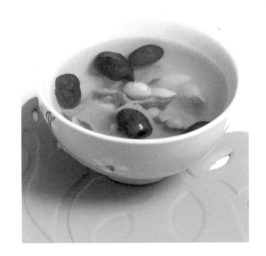

黑米红枣粥

材料 红枣 30 克，黑米 100 克，枸杞子适量。

调料 白糖 20 克。

做法

❶ 红枣和枸杞子洗净，黑米淘洗干净。

❷ 锅置火上，加适量清水烧开，放入黑米，大火煮沸，转小火煮 20 分钟。

❸ 加入红枣，转小火熬煮成粥，倒入枸杞子煮 5 分钟，加白糖调味即可。

功效 补血益气、抗衰老。黑米又叫药米、长寿米，有滋阴补肾、健身暖胃、明目活血、清肝润肠、滑湿益精等功效，对头昏目眩、贫血白发、腰膝酸软、夜盲耳鸣疗效尤佳。黑米和红枣共用，补益气血的功效更佳。

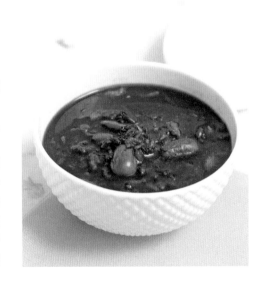

芡实

健脾益肾佳品

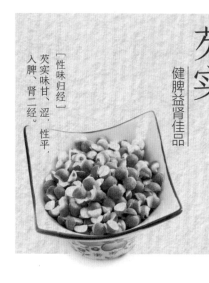

[性味归经]

芡实味甘、涩，性平，入脾、肾二经。

芡实为补中上品，能"益精气，令耳目聪明，久服轻身不饥，耐老神仙"。民间有用芡实60克，红枣10克，花生仁30克，加入适量红糖水煮成大补汤，易消化、营养高，具有调补脾胃、益气养血等功用，对体虚者、脾胃虚弱的产妇、贫血者有良好的功效。

主要功效

滋养强壮、补中益气、开胃止渴、固肾养精。

适用病证

对肾虚遗精、脾虚泄泻甚效。

食用提醒

● 芡实煮为粥糊服食，可"固精气，明耳目"，是一味平补良方。平时消化不良，或出汗多又容易腹泻者，宜经常吃芡实粥。

● 老年人可做芡实糊吃。将炒熟的芡实1000克研磨成粉，每次取50～100克粉末冲开水调服。随自己喜好，加入熟芝麻、核桃仁等。

● 芡实分生用和炒用两种。生芡实以补肾为主，而炒芡实以健脾开胃为主。须提醒的是，芡实无论是生食还是熟食，一次切忌食之过多，否则很难消化。平时有腹胀症状的人更应忌食。

● 芡实性质较固涩收敛，不但大便硬化者不宜食用，而且一般人也不适合把它当主粮吃。

治脾胃病小偏方

芡实60克，红枣10克，花生仁30克，加入适量的红糖炖成汤。此方能调补脾胃、益气养血，对体虚者、脾胃虚弱的产妇、贫血者、气短者具有良好的疗效。

芡实、米酒各30克。将芡实择净，与米酒同煎沸后，每日睡前饮服，嚼食芡实，饮米酒，连服5～7天。可补肾益气，适用于肾虚遗尿、老人夜尿频多。

芡实红枣糯米粥

材料 糯米100克，红枣（干）40克，芡实30克，核桃仁15克。

调料 冰糖适量。

做法

❶ 糯米、芡实均洗净，用清水浸泡2小时；红枣洗净，去核；核桃仁碾碎。

❷ 锅置火上，将芡实、糯米放入锅中，加水煮至六成熟。

❸ 加入红枣、核桃仁，先用大火煮至滚沸，再调小火熬成稠粥，然后加入冰糖搅拌均匀即可食用。

功效 促进血液循环、补气养颜。

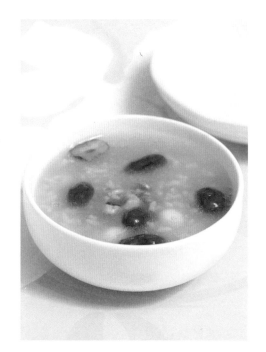

芡实米糊

材料 糯米60克，芡实20克。

做法

❶ 糯米淘洗干净，用清水浸泡2小时；芡实洗净，用清水浸泡4小时。

❷ 将全部食材倒入全自动豆浆机中，加水至上下水位线之间，按下"米糊"键，至豆浆机提示米糊做好即可。

功效 固肾养精、补脾止泻，适用于气虚自汗，肾虚遗精、小便频数，脾虚泄泻、肢软乏力。民间常用芡实煮糯米，以治气虚自汗、脾虚泄泻，不过糯米不易消化，做成糊食用就避免了这一弊端。

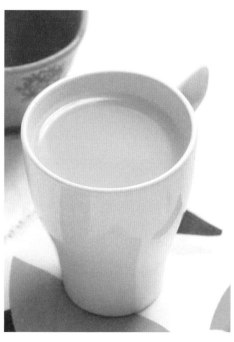

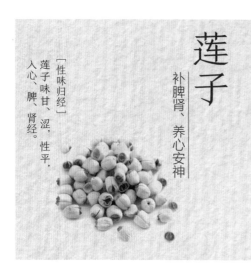

莲子

补脾肾、养心安神

[性味归经] 莲子味甘、涩，性平，入心、脾、肾经。

中医认为，莲子具有补中益气、养心益肾、镇静安神、健脾养胃等功效，可用于体质虚弱或病后、产后脾胃虚弱，心烦易怒，失眠多梦，食欲不振及妇女血虚腰酸，白带增多，男子肾气虚之遗精等病症。现代药理研究证实，莲子有镇静、强心、抗衰老、抗肿瘤等多种作用。而且莲子中含有荷叶碱、金丝草苷等物质，对改善神经衰弱、慢性胃炎、消化不良、高血压等有效。

主要功效

补中益气、健脾养胃、益肾固精、养心安神。

适用病证

一般人群都适合，尤其适合体质虚弱者或病后、产后脾胃虚弱、心烦易怒、失眠多梦、食欲不振者，以及血虚腰酸、白带增多的女性和肾虚遗精的男性。

食用提醒

● 功效上白莲子侧重于补气，红莲子则侧重于补血；口感上白莲子煮后软而糯，清香可口，红莲子则不易煮烂，肉质较硬且稍涩。

● 变黄发霉的莲子千万不要食用。

● 莲子味涩止泻，易阻滞气机、收敛病邪，因此脘腹痞胀、大便秘结或患有外感病的人应慎食。

● 莲子中的青嫩胚芽叫莲子心。莲子心味苦，性寒，入心、肾经。它和莲子不同，有清心、去热、止血、涩精、降压的功效，可以治疗心火亢盛所致的失眠烦躁、吐血、遗精等证。因莲心味苦，最好研磨后吞食。

治脾胃病小偏方

莲子30克，阿胶10克，糯米100克。莲子先用沸水浸泡片刻，去莲心后待用；阿胶敲碎后研成细末，放入莲子肉碗中，搅拌均匀，隔水蒸熟，加入做好的糯米粥即可。此方可健脾安胎、益气养神。

红米莲子粥

材料 红米 50 克，莲子 15 克。

调料 红糖（或冰糖）20 克。

做法

❶ 莲子洗净，用清水浸泡 2 小时，备用；红米洗净，发泡 2 小时后沥水，备用。

❷ 锅置火上，加适量水，放入红米、莲子，中火煮沸后，改小火熬煮 40 分钟，加入红糖（或冰糖），拌匀即可食用。

功效 补充维生素 E、美容又排毒。

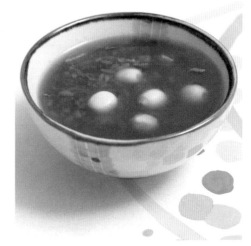

莲子银耳山药汤

材料 山药 100 克，银耳 20 克，莲子 30 克，红枣 10 克。

调料 冰糖适量。

做法

❶ 银耳洗净泡软，去蒂，撕小朵；山药去皮，洗净，切片；红枣洗净。

❷ 汤锅中加入适量清水，放入所有材料（冰糖除外），大火煮沸后改小火煮至熟烂，加入冰糖即可。

功效 莲子、山药都可以健脾益气，再加上扶正固本的银耳、补益脾胃的红枣，此汤可谓补脾气的一道佳品，可以提振食欲，还可以扶正固本、滋阴润肺、清热去燥、润肤养颜，是延年益寿的汤品之一。

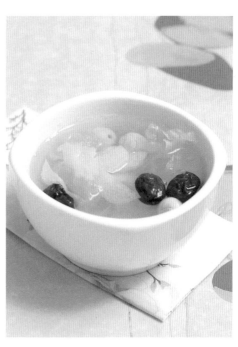

健脾祛湿最佳食物

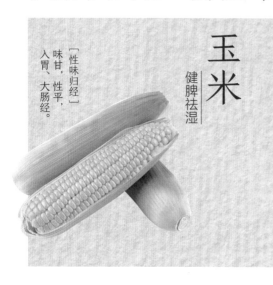

玉米
健脾祛湿

[性味归经]
味甘，性平，入胃、大肠经。

中医认为，玉米味甘，性平，有开胃、健脾、除湿、利尿等作用，非常适合脾虚的人食用。玉米还适宜于胃热引起的消渴，有热象的各种疾病如头晕、头涨的肝阳上亢，湿热型肝炎，肺热型鼻衄、咯血，以及产后血虚、内热所致的虚汗。现代营养学认为，玉米中含有大量营养物质，对冠心病、动脉粥样硬化、高脂血症及高血压等都有预防和治疗作用。玉米还可以防癌抗癌，抑制、延缓皱纹产生，保护眼睛、预防老年性黄斑变性的白内障发生。

主要功效

开胃、健脾、除湿、利尿。

适用病证

适用于脾虚、水肿、小便不利、冠心病、动脉粥样硬化、高脂血症、高血压、便秘、肥胖症患者。

食用提醒

● 玉米碾为细渣煮粥养人，常作为病后体虚食疗之品。

● 用玉米粒煮粥时，玉米中的烟酸不易释放出来。在煮粥时放些碱，大部分烟酸就能释放出来，而且碱还可避免玉米中的维生素损失掉。

● 吃玉米时，应把玉米粒的胚芽全部吃进，因为玉米的许多营养都集中在那里。

● 除了玉米外，玉米须、煮玉米的水以及玉米的梗芯都有功效。中医认为，玉米须有很好的利尿、降压、降糖、和胃的功效。用玉米须熬汤或泡茶喝，对防治高血压和糖尿病很有帮助。另外，夏季是泌尿系统感染的高发季节，在煮玉米时最好留些玉米须，留两层青皮，味道和药效都会更好，饮时可加点白糖或冰糖。

治脾胃病小偏方

玉米须100克加水800毫升，煎至汤汁300毫升，趁温热时频频给小孩儿喂服，1日服完。此方对婴儿腹泻（蛋花水样便）、呕吐、低热等症状有明显的效果。

山药玉米浓汤

材料 玉米酱1罐，山药、胡萝卜各80克，鸡蛋1个。

调料 水淀粉适量，葱花5克，精盐4克。

做法

❶ 山药洗净，去皮，切小块；胡萝卜洗净，去皮，切丁；鸡蛋磕开，打散。

❷ 锅中倒适量清水烧开，加入山药块、胡萝卜丁煮沸，加入玉米酱煮熟，用水淀粉勾芡，再将蛋汁缓缓倒入，轻轻搅拌。

❸ 待水滚，加精盐调味，撒上葱花即可。

功效 抗癌、抗氧化。

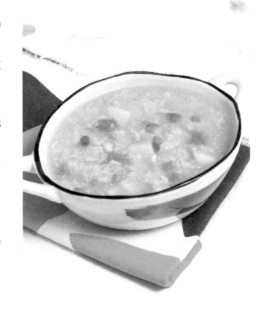

荸荠玉米煲老鸭汤

材料 老鸭400克，荸荠100克，鲜玉米1根。

调料 精盐5克，葱花、姜片各适量，香油、胡椒粉各少许。

做法

❶ 荸荠去皮，洗净；玉米洗净，剁成段；将鸭子洗净，剁成块，入沸水焯去血水，捞出沥水。

❷ 煲锅置火上，加入适量清水烧开，放入鸭肉块、姜片，大火煮沸后改小火煲40分钟，放入玉米段、荸荠一同煲熟，加精盐、胡椒粉调味，撒上葱花，淋上香油即可。

功效 清肺热、止咳利咽。

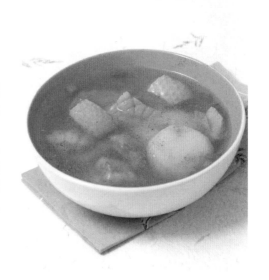

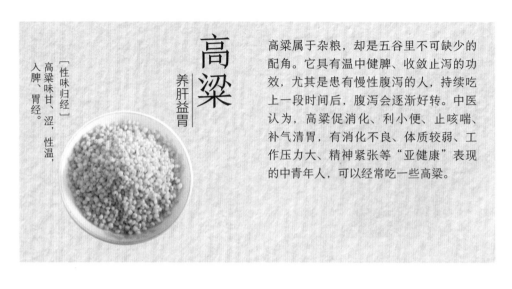

高粱

养肝益胃

[性味归经]

高粱味甘、涩，性温，入脾、胃经。

高粱属于杂粮，却是五谷里不可缺少的配角。它具有温中健脾、收敛止泻的功效，尤其是患有慢性腹泻的人，持续吃上一段时间后，腹泻会逐渐好转。中医认为，高粱促消化、利小便、止咳喘、补气清胃，有消化不良、体质较弱、工作压力大、精神紧张等"亚健康"表现的中青年人，可以经常吃一些高粱。

主要功效

健脾、养肝、益胃、固肠胃、止吐泻。

适用病证

适用于肠胃功能弱者、胸膈饱满者、慢性胃炎患者、慢性腹泻患者及消化不良、体质较弱、工作压力大、精神紧张等"亚健康"表现的中青年人。

食用提醒

● 高粱适合做点心。高粱磨成面做点心，既细腻又营养。做银耳羹或玉米羹时放一点高粱，口感更好。

● 把高粱米加工成面粉后炒熟，用开水调成稀糊，每天早、晚饭前服用。

● 小孩儿消化不良，可取高粱入锅炒香，去壳磨粉，每次取2~3克调服。

● 高粱性温，含有收敛止泻作用的鞣酸，便秘者不宜食用。

● 有慢性腹泻的人，可以把高粱面放在锅中焙黄，持续吃上一段时间，疾病多会好转。

● 消化不良、体质较弱、工作压力大的中青年人，可以常吃一种叫高粱粑的点心，就是把高粱米磨成粉后加入泡打粉、白糖、鸡蛋，加水揉成面团，把高粱面团按平蒸熟，下油锅稍炸，撒上芝麻即可。

治脾胃病小偏方

先在炒锅中加点食用油，然后加入高粱面用小火干炒，炒熟后再加入适量的白糖做成炒面。最后把炒面加水煮成糊状，喂宝宝服用。小孩儿一般服用一次不超过25克，每日3次，对于缓解小儿腹泻、消化不良大有帮助。

高粱米糊

材料　高粱米 80 克。

调料　冰糖 20 克。

做法

❶ 高粱米淘洗干净，清水浸泡 8 ~ 10
小时。

❷ 将泡好的高粱米倒入豆浆机中，加
入适量清水，开启机器，至米糊熟
烂，加入冰糖搅至化开即可。

功效　温补肠胃，预防春季易发的腹泻。

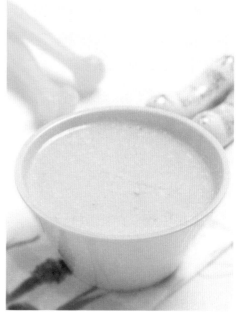

高粱红枣豆浆

材料　黄豆 50 克，高粱、红枣各 20 克。

调料　蜂蜜 10 克。

做法

❶ 黄豆用清水浸泡 10 ~ 12 小时，洗
净；高粱米淘洗干净，用清水浸泡
两小时；红枣洗净，去核，切碎。

❷ 把上述食材一同倒入全自动豆浆机
中，加水至上下水位线之间，至豆
浆机提示豆浆做好，凉至温热，加
蜂蜜搅拌均匀后饮用即可。

功效　补肾活血，健脾和胃。高粱红枣
豆浆非常适合中青年人，不仅对
改善亚健康状况具有很好的功效，
还有美容养颜的作用，女性可以
适当多喝。

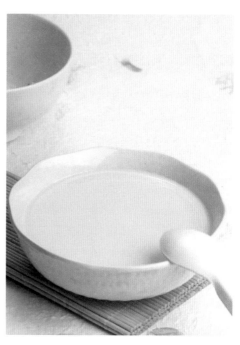

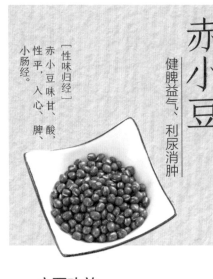

赤小豆

健脾益气、利尿消肿

[性味归经] 赤小豆味甘、酸，性平，入心、脾、小肠经。

现代药理学发现，赤小豆中含有一种皂苷类物质能促进通便及排尿，对心脏病或肾病引起的水肿有辅助治疗作用。夏季热毒最盛，易使人生疮长痛，而煮食赤小豆汤可以预防。同时，还可以防治夏秋季易发的腿肿、食欲不振、腹泻等病。

主要功效

健脾益气、利水除湿、消肿解毒、和血排脓、通乳汁、轻身减肥。

适用病证

特别适合各种特发性水肿患者的食疗，主治心肾脏器水肿、腮腺炎、痈肿脓血、乳汁不通等证。

食用提醒

● 如将赤小豆和鲤鱼煮汤吃，可治疗水肿、小便困难、关节肿痛，还能辅助治疗肝硬化腹水，补体虚。

● 将赤小豆和鲫鱼做汤吃，可缓解肾病综合征的水肿症状。若在煮汤时加入具有健脾开胃作用的陈皮、草果各6克，效果会更好。此汤也适合因心脏、肝脏等疾病引起的水肿以及妇女更年期水肿、妊娠水肿患者服食。且赤小豆与鲫鱼都是平性，各类体质人群都可食用。

● 形瘦体虚及久病者、肾衰竭患者、阳气衰微者、遗尿患者慎食赤小豆。

● 豆科植物相思子的种子，俗称"红豆"，本品辛、苦、平，有大毒，与赤小豆不可混用，以免中毒。

> (治脾胃病小偏方)
>
> 花生仁、赤小豆、红枣各60克，加水煮成汤。一日服食两次。本方有补益脾胃的作用，适用于脚气病、脾虚水肿、食少乏力、便溏腹泻、精神倦怠等病证。

小米赤小豆粥

材料 赤小豆、小米各50克，大米30克。

做法

❶ 赤小豆洗净，用清水泡4小时，再蒸1小时至赤小豆酥烂；小米、大米分别淘洗干净，大米用水浸泡30分钟。

❷ 锅置火上，倒入适量清水大火烧开，加小米和大米煮沸，转小火熬煮25分钟成稠粥。

❸ 将酥烂的赤小豆倒入稠粥中煮沸，搅拌均匀即可。

功效 健胃消食、补血安神。

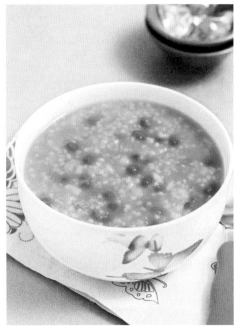

赤小豆绿豆瘦身粥

材料 赤小豆、绿豆各30克，大米50克，山楂30克，红枣10克。

做法

❶ 赤小豆、绿豆分别洗净，浸泡4小时；大米洗净，浸泡30分钟；山楂、红枣分别洗净。

❷ 锅置火上，加清水煮沸，放赤小豆煮15分钟，放大米、绿豆、红枣煮至七成熟，加山楂，煮至豆烂即可。

功效 赤小豆健脾利湿，绿豆利湿祛邪，本粥利尿、排毒、减肥，对热肿、热渴、痘毒、斑疹等疾患也有疗效。本粥还有降低胆固醇、降低血压和血脂、预防动脉粥样硬化等功效。

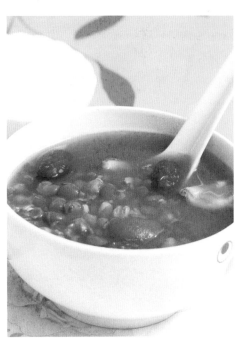

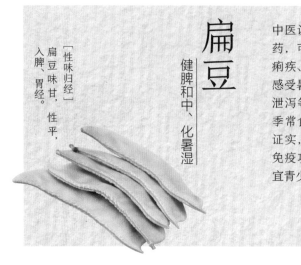

扁豆
健脾和中、化暑湿

[性味归经] 扁豆味甘，性平，入脾、胃经。

中医认为，扁豆是甘淡温和的化湿健脾药，可治疗脾胃虚弱、食少便溏、久泻痢疾、妇女带下、小儿疳积以及夏秋季感受暑湿之邪引起的呕吐、胸闷、腹胀、泄泻等证。所以，凡脾虚有湿之人，秋季常食扁豆，对身体有益。现代药理学证实，扁豆具有抗病毒、降血糖、增强免疫功能、抗癌防癌等作用，所以尤适宜青少年和糖尿病、癌症患者食用。

主要功效

和中化湿、补脾止泻、解暑除湿、降浊升清。

适用病证

专治中宫脾胃之病，主要用于脾胃虚弱及暑湿内伤之呕吐泄泻、食少纳呆、脾虚水肿，夏季感受暑湿之气而致呕吐、泻痢、烦渴、头昏、胸闷者。

食用提醒

● 扁豆中毒是由于扁豆中含有红细胞凝集素、皂素等天然的毒素，只有持续长时间的高温才可以将其破坏。因此，炒菜时不要贪图脆嫩，应充分加热，使扁豆颜色全变，里外熟透，吃着没有豆腥味，这样就能避免发生中毒。为了防止发生扁豆中毒，通常的做法是先将扁豆在沸水中煮30分钟左右。

● 扁豆的花、种、皮、根、藤、叶均有药效，以花常用，功效与扁豆相似，偏于解暑，可做药膳吃，如与鸡蛋、精盐同锅煎炒至熟服食，能治暑湿等。如用扁豆花与鲜藿香各15克配伍煎汤饮，可治腹痛吐泻。

● 用扁豆30～60克煮汁，分2～3次服用，可治疗急、慢性肠胃炎之呃逆、腹泻等。

（治脾胃病小偏方）

扁豆30克，大米50克，荷叶1张，白糖适量。先将扁豆与大米煮粥，粥将熟时盖荷叶于粥上，再煮片刻，停火稍焖，去荷叶，加白糖调味。日服1次，中医常用于调理感受暑热之感冒、肢困、便溏诸证。

扁豆大米粥

材料　白扁豆 75 克，大米 100 克。

调料　红糖 5 克。

做法

❶ 白扁豆用温水浸泡一夜，大米淘洗干净，用水浸泡 30 分钟。

❷ 锅置火上，倒适量清水大火烧开，将大米、白扁豆放入锅中，煮沸后转小火熬煮至米烂粥稠，最后加入红糖拌匀即可。

功效　清热解毒、健脾养胃。

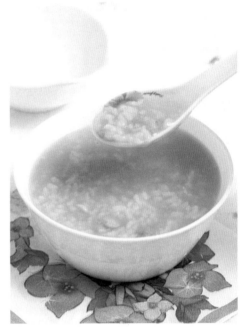

莲藕冬瓜扁豆汤

材料　莲藕 380 克，冬瓜 450 克，扁豆 75 克，瘦肉 150 克。

调料　精盐、姜片各适量。

做法

❶ 莲藕去皮，洗净，切块；冬瓜洗净，去皮、去籽，切厚块；扁豆洗净，掰成两段；瘦肉洗净，入沸水中焯一遍，再冲洗干净，切片。

❷ 将适量水倒入锅中烧开，下莲藕块、冬瓜块、扁豆、瘦肉片、姜片，煲开后改小火继续煲两小时，加精盐调味即可。

功效　健脾利尿、消肿祛湿。莲藕健脾补胃，冬瓜利尿消肿，扁豆健脾利湿，三者合用健脾祛湿之功更强。

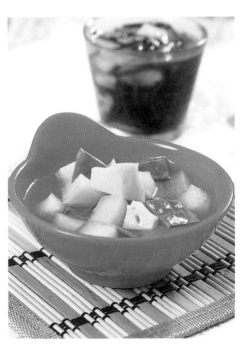

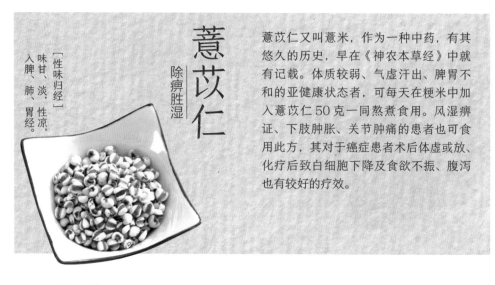

薏苡仁
除痹胜湿

[性味归经]
味甘、淡、性凉，
入脾、肺、胃经。

薏苡仁又叫薏米，作为一种中药，有其悠久的历史，早在《神农本草经》中就有记载。体质较弱、气虚汗出、脾胃不和的亚健康状态者，可每天在粳米中加入薏苡仁50克一同熬煮食用。风湿痹证、下肢肿胀、关节肿痛的患者也可食用此方，其对于癌症患者术后体虚或放、化疗后致白细胞下降及食欲不振、腹泻也有较好的疗效。

主要功效

健脾益胃、除痹胜湿、利水消肿、清热排脓、镇痛、镇静。

适用病证

适用于糖尿病，高血压，肿瘤，面部黑斑，皮肤粗糙，扁平疣，疱疹，脚气病水肿，急、慢性肾炎水肿患者。

食用提醒

● 薏苡仁最简单的食用方法是将炒过的薏苡仁当茶来泡水喝，或是将炒熟后的薏苡仁磨碎，每天服薏仁粉。这样不仅可以美白，还可以清热排脓，非常适合面部黑斑、皮肤粗糙、扁平疣、疱疹患者。

● 薏苡仁较坚韧，难以煮熟，煮之前须以温水浸泡2～3小时。

● 薏苡仁在各药房及超市都能买到，但也须注意，因其作用和缓，须

长期服用，大便秘结及孕妇不宜食用。

● 淘洗薏苡仁的时候要注意，先用冷水轻轻淘洗，切忌用力揉搓，再用冷水浸泡一会儿。泡米用的水要与米同煮，不能丢弃，这样可以避免薏苡仁中所含的营养物质在浸泡中受到损失。

● 每日用生薏苡仁50～100克，水煎饮用，有利尿、消除脂肪及减轻体重的功效，尤其适合肥胖症患者。

● 将糙米、薏苡仁、赤小豆以5：3：2的比例混合，放入高压锅里煮饭，当主食长期食用，有抑癌抗癌的作用，适合胃癌患者。

治脾胃病小偏方

薏苡仁、大麦芽各12克，两味炒焦后水煎取汁。此为1日量，分早、晚两次服用。本方消食止泻，适用于消化不良之人。

薏苡仁粥

材料 薏苡仁、大米各 50 克。

做法

❶ 薏苡仁淘洗干净,用水浸泡 4 小时;大米淘洗干净,用水浸泡 30 分钟。

❷ 锅置火上,倒入适量清水烧沸,倒入薏苡仁和大米,搅动使米与水混合均匀,大火煮沸后转用小火继续熬煮至黏稠即可。

功效 利水消肿、美白除皱。

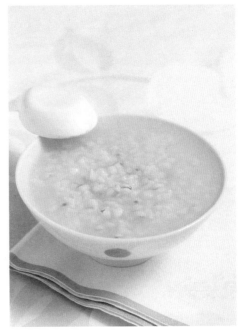

薏苡仁双豆豆浆

材料 绿豆、红豆、薏苡仁各 30 克。

做法

❶ 薏苡仁淘洗干净,用清水浸泡 2 小时;绿豆、红豆淘洗干净,用清水浸泡 4 ~ 6 小时。

❷ 将浸泡好的绿豆、红豆、薏苡仁一同倒入全自动豆浆机中,加水至上下水位线之间,按下"豆浆"键,至豆浆机提示豆浆做好即可。

功效 薏苡仁可健脾祛湿、舒筋除痹,红豆可消肿、祛湿、利尿,此豆浆清热祛湿效果显著。

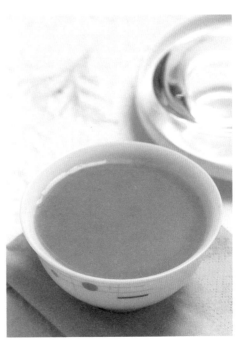

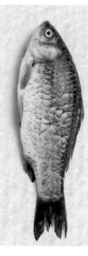

鲫鱼

养胃除湿

[性味归经]

鲫鱼味甘、性平，入脾、胃、大肠经。

民间有"鱼生火"的说法，但鲫鱼是个例外。鲫鱼豆腐汤是民间常用的吃法之一，非常适合中老年人和虚弱者食用。民间还常给产妇炖食鲫鱼汤，既可以补虚，又有通乳催奶的作用，非常值得推广。腹水患者用鲜鲫鱼与赤小豆共煮汤服食有疗效。

主要功效

健脾和胃、利水消肿、滋养通乳、活血通络。

适用病证

适用于脾胃虚弱、食欲不振、肾炎水肿、肝病腹水、产后缺乳、胃痛等患者，也适用于肝炎、肾炎、高血压、心脏病、慢性支气管炎等疾病患者。

食用提醒

● 鲫鱼肉嫩味鲜，最好是清蒸吃或煮汤吃，若经煎炸，食疗功效就会打些折扣。

● 洗鲫鱼时，人们都知道刮鳞、抠鳃、去脏，却很少有人会去掉其咽喉齿（位于鳃后咽喉部的牙齿），这样做出来的鲫鱼汤，其汤汁味道就欠佳，且有较重的泥腥味。因此，鲫鱼下锅前最好是去掉其咽喉齿。

● 鲫鱼细刺较多，老年人和儿童须慢一点儿吃，并耐心剔除鱼刺。

● 鲫鱼最好不与鸡肉、羊肉同食，食之易生热，阳盛之体和素有内热者更不宜吃，以免生疮疡。

● 鲫鱼不宜与麦冬、沙参同用，不宜与芥菜同食。

治脾胃病小偏方

活鲫鱼2~3条（每条鱼重200~300克），糯米50~100克，藕粉5克，葱白、生姜各3~5克，精盐适量。将鲫鱼去鳞、鳃及内脏，洗净，与糯米同入锅中煨至烂熟。生姜和葱白切成碎末，放入鱼汤中煮沸5分钟，最后加入藕粉、精盐，稍煮即可。食鱼肉、喝鱼汤，每日1次，每次1~2小碗，温热食用，连食5~7天，此方补中益气、健脾和胃，能很好地防治胃炎。

萝卜丝鲫鱼汤

材料 萝卜200克，鲫鱼1条，火腿丝10克。

调料 鱼高汤、精盐、料酒、胡椒粉、葱段、姜片各适量。

做法

❶ 鲫鱼去鳞、鳃及内脏后洗净备用。

❷ 萝卜去皮洗净，切丝，放入滚水中焯一下，捞出用凉水冲凉备用。

❸ 锅内放油烧热，放入葱段、姜片爆香，再放入鲫鱼略煎，添鱼高汤，加萝卜丝、火腿丝，先用大火烧开，再用中小火煮。

❹ 待鱼汤呈乳白色时，加入精盐、料酒、胡椒粉，煮开即可。

功效 化痰止咳、预防感冒。

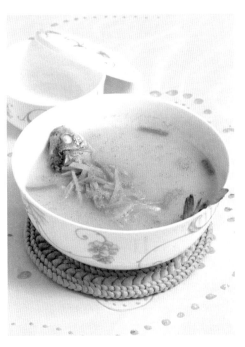

鲫鱼冬瓜汤

材料 鲫鱼1条，冬瓜300克。

调料 精盐、胡椒粉各3克，葱段、姜片、清汤、料酒各适量，香菜末少许。

做法

❶ 将鲫鱼刮鳞、除鳃、去内脏，洗净沥干；冬瓜去皮、去瓤，切成大片。

❷ 锅置火上，放油烧至六成热，放入鲫鱼煎至两面金黄出锅。

❸ 锅内留底油烧至六成热，放姜片、葱段煸香，放入鲫鱼、料酒，倒入适量清汤大火烧开，开锅后改小火焖煮3分钟，加冬瓜片煮熟后，加精盐、胡椒粉，撒上香菜末即可。

功效 清热解毒、利尿消肿。

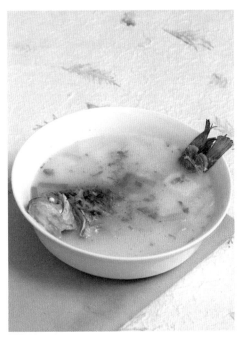

补脾益气的中药

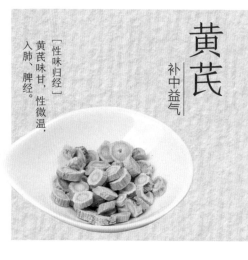

黄芪
补中益气

[性味归经] 黄芪味甘，入肺、脾经。性微温。

黄芪素以"补气诸药之最"著称，能补一身之气。现代医学认为，黄芪有提高人体免疫力、保肝、强心、扩张血管、降压、降低血糖、改善皮肤血液循环、利尿等多种作用。中医里，黄芪以补虚为主，常用于体衰日久、言语低弱、脉细无力者，具有补而不腻的特点，而人参偏重于大补元气。若将黄芪与人参、党参等补药配伍，则补气效果更好。

主要功效

补中益气、补气升阳、固表止汗、排脓生肌、利水消肿、安胎益血。

适用病证

适用于治疗虚劳、中风、气虚乏力、中气下陷、久泻脱肛、便血崩漏、表虚自汗、痈疽难溃、久溃不敛、血虚萎黄、内热消渴等病证。

食用提醒

● 黄芪有生黄芪、炙黄芪之分，炙黄芪偏于补气，生黄芪偏于生肌。使用黄芪进补，为了安全起见，宜配方使用。

● 可将15～20克黄芪加水煎服。

● 宜采用逐步加量的方法，切忌一次性大量进补。

● 脾气虚弱、倦怠乏力、食少便溏者，可单用黄芪熬膏服用，或与党参、白术等同用。

● 黄芪适合气虚的患者。气实者，肠胃有积滞者，火热证如面红目赤、口干口苦、心烦易怒、小便黄、大便秘结者，不宜服用黄芪。阳盛阴虚，上焦热甚，痘疮血热者禁用黄芪。

治脾胃病小偏方

将山药60克研粉备用，将黄芪30克煮汁300毫升，去渣，加入山药粉搅拌成粥。每天服用1～2次，具有益气、生津、健脾、固肾之功效，适用于脾肾虚弱的患者、糖尿病患者。黄芪山药粥还有延缓衰老、强壮身体、强心、改善心肌血液供应的作用。

黄芪羊肉煲

材料 羊肉500克，当归、黄芪各15克。

调料 老姜50克，料酒10克，精盐5克，高汤适量，味精少许。

做法

❶ 羊肉洗净，切成大块，焯水捞出，用温水洗去浮沫；老姜洗净，用刀拍松；当归、黄芪洗净。

❷ 锅内倒入适量高汤，放入料酒、老姜、当归、黄芪、羊肉块，大火烧沸后，转小火煲2小时，加精盐、味精调味即可。

功效 暖身。

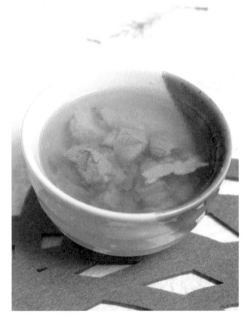

黄芪红枣茶

材料 黄芪10～15克，红枣20克，清水2～3碗。

做法

❶ 红枣用温水泡发洗净，去核。

❷ 黄芪和红枣用清水浸泡20～30分钟。

❸ 锅内加入清水，放入红枣、黄芪，煮沸后转小火煮20分钟即可饮用。

功效 健脾益气，增强细胞生理代谢作用，降低血黏度及凝固性。黄芪补中益气，含有黄芪苷类和多糖类等化学成分，在脑血管方面具有多种药理作用，尤其能改善血液微循环，可以抑制动脉血栓的形成，进而减轻中风缺血引起的损伤。

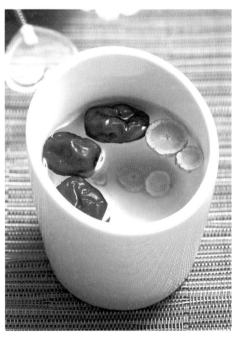

茯苓

利水渗湿之药

[性味归经]

味甘、淡，性平，入心、脾、肾经。

茯苓是一种生长在松树根部的真菌，对妇女及老年人滋补效果颇佳。中医认为，脾虚及水湿互为因果，所以，无论脾虚还是水湿泛滥，都当首选茯苓，且效果极佳。茯苓与他药合用更显补脾化湿之功。现代药理研究证明，茯苓中富含的茯苓多糖能增强人体免疫功能，可以提高人体的抗病能力，起到防病、延缓衰老的作用。

主要功效

利水渗湿、健脾和胃、宁心安神。

适用病证

治病范围相当广泛，适用于水肿尿少、脾虚食少、心神不安、失眠多梦等证，对妇女及老年人滋补效果最佳。

食用提醒

● 可以到中药房买茯苓粉，自己制作茯苓食品。如蒸制馒头、包子等面食时，可在面粉中加入茯苓粉混匀一起蒸。

● 可以做汤、泡酒，在500毫升的酒中，放100克茯苓，每天喝5～10毫升，具有健脾延年的功效。

● 阴虚火旺、口干咽燥者不宜用茯苓，老年肾虚、小便过多、尿频遗精者慎用茯苓。

● 煎时宜打碎成小块，便于有效成分煎出；食疗时宜研细末，有利于吸收。

● 很少单独使用，常和白术、人参、党参配在一起用。脾气虚或水湿重的人（湿重的人舌苔厚腻）可以自己做点茯苓粥，把10克茯苓、2克党参捣碎以后，放到米粥里一起熬。

（治脾胃病小偏方）

取茯苓、山药、松仁、芡实、莲心各等份，面粉适量。将茯苓、山药、松仁、芡实及莲心一起磨成粉末。在面粉中倒入适量的清水，再调入此药粉，烙成薄饼。此饼可随意食用，有健脾益气的功效。

茯苓蜂蜜饮

材料 茯苓3克。

调料 蜂蜜适量。

做法

❶ 将茯苓放入杯中，倒入沸水，盖上盖子闷泡约5分钟。

❷ 待茶水温热后调入蜂蜜饮用。

功效 健脾和胃，保证机体能量来源。

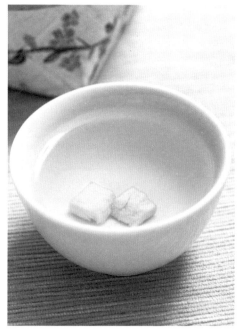

人参茯苓二米粥

材料 小米、大米各50克，山药30克，茯苓15克，人参3克。

做法

❶ 人参、茯苓、山药均洗净，焙干，研成细粉；小米、大米分别淘洗干净，大米用水浸泡30分钟。

❷ 锅置火上，倒入适量清水烧开，放入小米、大米，加入人参粉、茯苓粉、山药粉，用小火炖至米烂成粥即可。

功效 补虚益气、健脾养胃。

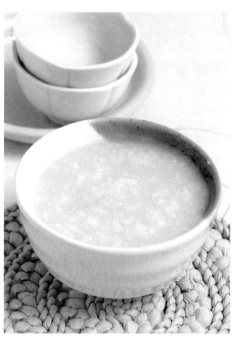

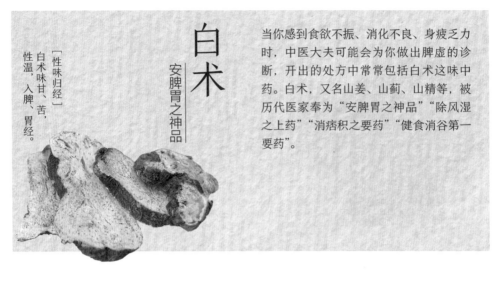

白术

安脾胃之神品

[性味归经] 白术味甘、苦，性温，入脾、胃经。

当你感到食欲不振、消化不良、身疲乏力时，中医大夫可能会为你做出脾虚的诊断，开出的处方中常常包括白术这味中药。白术，又名山姜、山蓟、山精等，被历代医家奉为"安脾胃之神品""除风湿之上药""消痞积之要药""健食消谷第一要药"。

主要功效

健脾益气、燥湿利尿、消痰止汗、安胎。

适用病证

大多数人都适合，尤其适合脾胃虚弱、不思饮食、疲乏无力、消化不良、腹胀腹泻、黄疸湿痹、小便不利、水肿、痰饮、自汗等患者。

食用提醒

● 白术煎服用量为 6 ~ 12 克。

● 生白术长于健脾益气，炒白术善于燥湿，焦白术有温化寒湿、收敛止泻之功，土炒白术有健脾和胃、止泻止呕之功。

● 凡郁结气滞、胀闷积聚、吼喘壅塞、胃痛由火、痈疽多脓者皆应忌用白术。

● 在日常生活中，可以巧用白术治疗一些小病。如胃酸过多、胃中嘈杂，可用炒白术配黄连治疗；如经常盗汗、虚汗，可用炒白术配黄芪治疗；如食欲不振、消化不好，可用炒白术配枳壳治疗；如因脾气虚而导致腹胀，可用炒白术配陈皮治疗；如小儿久泻，可用炒白术配法半夏止泻。

● 热病伤津及阴虚燥渴者、气滞胀闷者忌服白术。

治脾胃病小偏方

白术 500 克、人参 120 克，均切片，用水浸一夜，小火煎 3 次，过滤，压榨残渣取汁，合并滤液，浓缩，加炼蜜和匀为膏。每次服两匙，用白开水送服。此方有益元气、健脾胃的功效，可用于脾胃虚损等证。

茯苓白术茶

材料 茯苓、黄芪各 15 克，白术 10 克。

做法

❶ 将茯苓、黄芪、白术一起放入砂锅中，倒入适量清水，以大火烧沸，再改小火煎煮 20 分钟。

❷ 滤取汤汁，温热饮用。

功效 改善妊娠水肿。

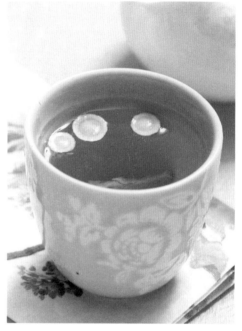

参术健脾茶

材料 党参、炒麦芽、陈皮、白术各 9 克。

做法

❶ 将上述材料一起放入砂锅中，倒入适量清水，上火煎煮约 15 分钟。

❷ 滤取茶汤，温热饮用。

功效 健脾养胃，促进消化，调理肠胃。方中党参补中益气、和胃养血，与白术同用以补中健脾；炒麦芽（炒麦芽与生麦芽功用不同，不能相互代用。生麦芽回乳、消胀、止痛，多用于断乳及治疗乳汁郁积引起的乳房胀痛）健脾、消食、和中，陈皮理气健脾。此茶方主治脾虚运化不良、胃脘胀闷等证。

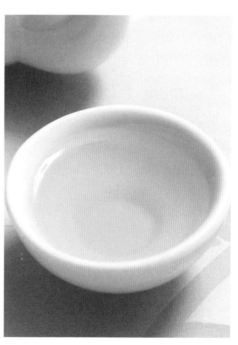

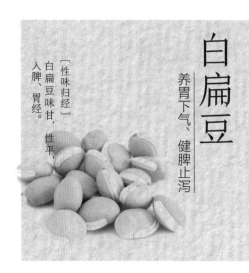

白扁豆
养胃下气、健脾止泻

[性味归经]
白扁豆味甘，性平，入脾、胃经。

对于夏秋季易中暑的老年人，白扁豆不仅能防暑避暑，而且对于夏令暑湿内侵、饮食失调、脾胃失和而导致的呕吐、泄泻、痢疾、食欲不振、软弱无力等证均有明显的疗效。现代医学实验发现，白扁豆对痢疾杆菌具有抑制作用，证实了白扁豆的健脾止泻功能。

主要功效

健脾和中、消暑化湿、养胃下气、补虚止泻。

适用病证

适用于暑湿吐泻、脾虚呃逆、赤白带下、食少久泄、水停消渴、小儿疳积、胎动不安、酒醉呕吐等证。

食用提醒

● 白扁豆煮熟捣成泥可做馅儿心，与熟米粉掺和后，可制作各种小吃。

● 白扁豆含有凝集素，有一定的毒性，未煮熟蒸透不宜食用。

● 白扁豆经麦麸炒后，能增强健脾作用。

● 凡患疟疾、寒热病者忌食白扁豆。

● 白扁豆用水煎煮，连汤带豆同服，有固胎止带之功效，适用于妇女带下、胎动不安、呃逆等。

● 将白扁豆洗净，煮汁，一日分服2～3次，有健脾止泻之功，适用于急性胃肠炎。

治脾胃病小偏方

白扁豆100克，炒熟研细末，米汤送服，每日3次，每次6克。有健脾、利水、解毒的功效，适用于赤白带下、久泄、暑泄、水肿以及轻度食物中毒。用白扁豆60克，先用油、精盐煸炒后，再加水煮熟后食用，一日两次，连用1周。有健脾、化湿的作用，适用于妇女因脾虚而带下。

扁豆糙米粥

材料 白扁豆 25 克，糙米 50 克。

调料 白糖适量。

做法

❶ 白扁豆洗净，用清水浸泡 8 ~ 10 小时；糙米洗净，用清水浸泡 1 小时。

❷ 将白扁豆、糙米一起放入锅中，加适量清水，先用大火煮开，然后转小火熬煮。

❸ 待煮至熟软，用白糖调味即可。

功效 开胃消食、补脾。

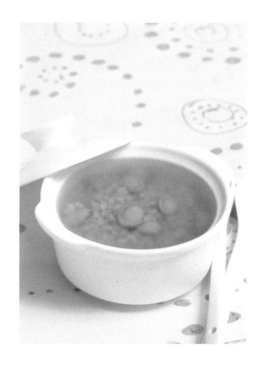

扁豆猪骨汤

材料 猪排骨 250 克，猪舌 100 克，白扁豆 80 克，芡实 25 克。

调料 精盐 5 克。

做法

❶ 排骨、猪舌放入沸水中，大火煮 3 分钟后取出，洗净；白扁豆、芡实洗净。

❷ 锅中放适量清水烧沸，放入排骨、猪舌、白扁豆、芡实，大火煮开，转小火煮 1.5 小时。

❸ 煮好后放精盐调味即可。

功效 滋阴润燥，增强免疫力。

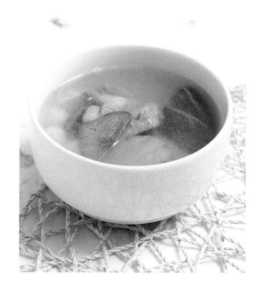

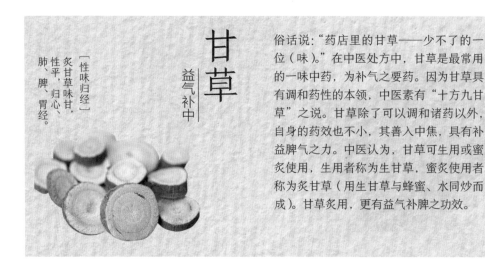

[性味归经] 炙甘草味甘，性平，归心、肺、脾、胃经。

甘草
益气补中

俗话说："药店里的甘草——少不了的一位（味）。"在中医处方中，甘草是最常用的一味中药，为补气之要药。因为甘草具有调和药性的本领，中医素有"十方九甘草"之说。甘草除了可以调和诸药以外，自身的药效也不小，其善入中焦，具有补益脾气之力。中医认为，甘草可生用或蜜炙使用，生用者称为生甘草，蜜炙使用者称为炙甘草（用生甘草与蜂蜜、水同炒而成）。甘草炙用，更有益气补脾之功效。

主要功效

益气补中、清热解毒、祛痰止咳、缓急止痛。

适用病证

炙甘草主治脾胃虚弱、脾胃功能减退、中气不足、大便溏薄、乏力发热以及咳嗽、心悸等。

食用提醒

● 甘草味甜，如有胸腹胀满及呕吐者慎用。

● 甘草不宜与海藻、大戟、芫花、甘遂等中药合用。

● 甘草不是人人皆宜、多多益善的，若长期大量服用，可引起水肿、血压升高、血钾降低、脘腹胀满、食纳呆滞等，使用时须把握好量。

● 炙甘草配人参、白术、茯苓，水煎服，主治脾胃虚弱和气虚；甘草配芍药、生姜、红枣，水煎服，主治腹痛。

● 甘草切片含服、泡水喝的效果不确定，最好是与其他药物一起水煎。

● 高血压、肾功能不全、水肿、正在使用激素的患者均不宜服用甘草，最好不要随便服用，应该由医生辨证使用。

治脾胃病小偏方

炙甘草6克，黄芪9克，桂枝6克，白芍6克，红枣6克，生姜3克，水煎服，早晚各服1次，此方主治慢性胃溃疡。

红枣150克，炙甘草20克，水煎服。每日1剂，吃枣饮汤，7天为一个疗程，可辅助治疗过敏性紫癜。

甘草小麦红枣汤

材料 炙甘草 10 克, 淮小麦 15 克, 红枣 10 克。

做法

❶ 将炙甘草洗净, 切小片; 淮小麦洗净; 红枣洗净, 用小刀在枣上面划几刀。

❷ 将炙甘草片、淮小麦、红枣一起放入锅中, 加适量水, 煮约 20 分钟即可, 拣去炙甘草盛出饮用。

功效 有养心安神、补脾益气之功, 是治疗 "脏燥" 病的名方, 可治疗更年期综合征, 还可治精神恍惚、失眠等精神性疾病。

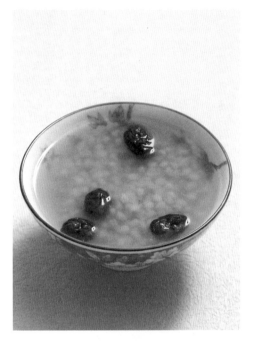

陈皮甘草茶

材料 陈皮、炙甘草各 5 克。

做法

❶ 将陈皮、炙甘草快速冲洗干净。

❷ 陈皮、炙甘草一起放入杯中, 冲入沸水, 盖上盖子闷泡约 10 分钟后饮用。

功效 健脾益气、防治胃病。陈皮气味芳香, 理气功效显著, 并能入脾肺, 达到行散肺气、行气宽中以消除脾胃气滞、脘腹胀满的作用, 炙甘草具有补中益气、化痰止咳、缓急止痛、调和药性的功效。本茶饮适合脾胃虚弱、食欲不振、消化不良、倦怠乏力及恶心呕吐者饮用。

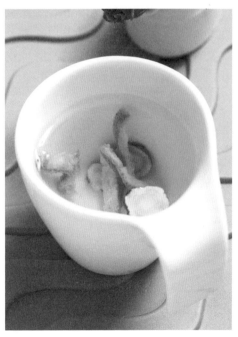

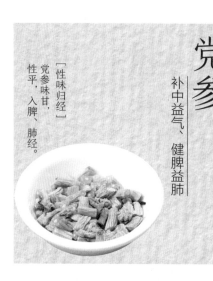

党参

补中益气、健脾益肺

[性味归经]

党参味甘，性平，入脾、肺经。

党参能补脾养胃，其润肺生津、健运中气之功效，与人参相差不大。党参也是临床常用的药材之一。在临床上，对于各种病因引起的衰弱症，尤其是肠胃虚弱、消化及吸收功能不良有良好的效果，是一味缓补药品。

主要功效

补中益气、生津养血。

适用病证

最适宜平素倦怠乏力、精神不振、语音低沉、自觉气短、稍一活动就喘促的肺气虚弱者。脾胃气虚、神疲倦怠、四肢无力、食欲不振、大便稀软者，也宜食用党参。

食用提醒

● 党参的作用比人参弱，但功能基本相似，且价格远比人参低，用党参煲汤，健脾益肺，炖汤时加入 6 ~ 15 克党参片即可。

● 党参虽药性平和，但也可能生热，所以，中医辨证为实证、热证者不能服用。

● 应用党参进补，不宜同食萝卜和茶叶等，以免影响其补益之功效。

● 党参可制成党参干（取党参500 克，洗净，切去芦头，放至容器内，每天蒸 1 ~ 2 次，连蒸 3 ~ 4 天，即成为又软又糯的党参干）或党参膏（将党参 500 克煎煮、加热浓缩，待药汁稠厚时，加入与党参等量的白糖或蜂蜜，趁热搅匀成党参膏），也可将党参和其他食材合理搭配，制成药膳，调理身体。

● 气滞、怒火盛者，中满有火者忌服党参。

(治脾胃病小偏方)

用党参 500 克，沙参 250 克，桂圆肉 120 克，水煎浓至滴水成珠，以瓷器贮藏。空腹时用开水冲服，有补元气、助筋力、清肺开音的功效。常服能健脾益气、和胃养血。

红枣党参牛肉汤

材料 红枣30克，党参15克，牛肉250克。

调料 精盐5克，姜片10克，香油少许，牛骨高汤适量。

做法

❶ 红枣洗干净，去核；党参、牛肉分别洗净，切片。

❷ 将以上材料放入锅中，放牛骨高汤，加姜片，大火烧沸，用中火煲1小时，以少许精盐调味，淋上香油即可。

功效 红枣补气、健脾、养心安神，党参补中气、健脾胃，牛肉健脾养胃、补虚益气、强壮身体。本汤补益气血、养心安神、强壮身体，适合身体虚弱且饮食无胃口者。

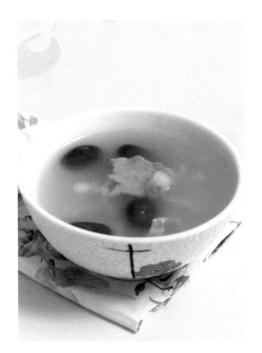

党参红枣茶

材料 党参20克，红枣10克。

调料 茶叶适量。

做法

❶ 将党参、红枣、茶叶一起放入锅中，倒入适量清水，大火烧沸后，改用小火煎煮约20分钟。

❷ 滤取汤汁饮用。

功效 党参是补气之药，红枣可健脾益胃，两者对于脾胃虚弱导致的四肢无力、食欲缺乏、大便稀溏有治疗作用。茶叶中的茶多酚类物质对多种病菌有杀灭或抑制的功效，可以治疗细菌性痢疾。

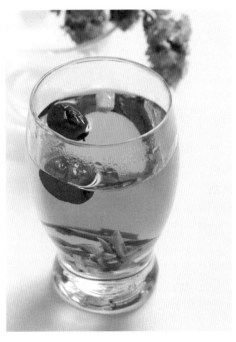

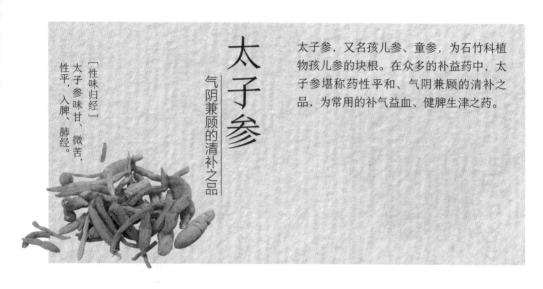

太子参

气阴兼顾的清补之品

[性味归经] 太子参味甘、微苦，性平，入脾、肺经。

太子参，又名孩儿参、童参，为石竹科植物孩儿参的块根。在众多的补益药中，太子参堪称药性平和、气阴兼顾的清补之品，为常用的补气益血、健脾生津之药。

主要功效

补气健脾、补肺养阴、生津止渴。

适用病证

太子参尤其适合因脾（气）虚、阴虚、津伤引起的食欲不振、肢体倦怠乏力、咳嗽痰少、心悸失眠、口燥咽干、自汗气短者。

食用提醒

● 太子参可水煎、浸酒、熬粥、泡茶、研末等服用。

● 太子参每次宜少量服用，久服效果良好。

太子参乌梅茶

材料 太子参6克，甘草3克，乌梅1枚。

调料 白糖适量。

做法

❶ 将上述材料一起放入杯中，倒入沸水，盖上盖子闷泡约8分钟。

❷ 加入白糖调味后饮用。

功效 太子参补气生津、健脾养胃，可治疗阴虚、津伤引起的咳嗽痰少、口燥咽干等病证，乌梅生津止渴。这款茶饮可补气生津、健脾益肺。

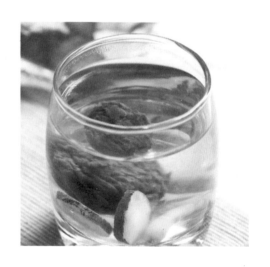

经络穴位养护脾，
不花钱的养生妙法

俗话说，"人体自有大药在"，人体穴位就是这种大药的"宝藏"。脾胃有不适时，只要你每天去按按脾经上的大穴，以穴通经，以经通脉，就会感到人体仿佛有了一股清阳之气，胃口特好，吃嘛嘛香，这才是真正让我们少生病、不生病的"万应灵丹"。

脾经时辰养穴法

巳时：养脾正当时

巳时指上午9～11点，这个时候是脾经当令。脾是主运化的，早上吃的饭在这个时候开始运化。我们的胃就像一口锅，吃了饭怎么消化？那就靠活动，迈开双腿。所谓的富贵病，很重要的一个原因就是消耗不掉的营养物质在血管内发生淤积，从而导致脑梗死、心肌梗死、肺梗死、肾梗死等阻塞性病变。

消化吸收好，工作和学习效率高

巳时阳气旺盛，是脾经当令的时段。中医认为，脾为后天之本，气血生化之源。它与胃一阴一阳，互为表里，共同参与饮食的消化吸收。胃主受纳水谷，脾主运化精微营养物质。胃以降为和，脾以升为顺。两者皆居于中焦，是升降的枢纽，其升降影响着各脏腑的阴阳升降。因此，只有脾胃健运，脏腑才能和顺协调，元气才能充沛。所以，在调理机体时，尤其要注意调理脾胃气机。

巳时也是大脑最具活力的时候，是人一天当中的第一个黄金时间，是上班族最具效率的时候，也是上学的人效率最高的时候。所以，我们必须在辰时吃好早饭，以保证脾经有足够的营养吸收，这样，大脑才有能量应付日常的运转。

脾虚的人巳时宜吃健脾药

脾虚的人在巳时吃健脾药效果最佳。另外，此时阳长阴消，这个时候吃补阳药，效果最好；有高血压的人，此时应服降压药，以防午时气升导致的血压升高。

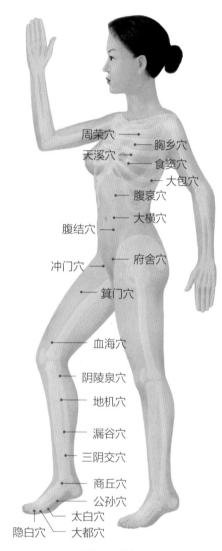

周荣穴 ——　—— 胸乡穴
天溪穴 ——　—— 食窦穴
　　　　　—— 大包穴
　　　　—— 腹哀穴
　　　　—— 大横穴
腹结穴 ——
冲门穴 ——　—— 府舍穴
　　　　—— 箕门穴

　　　　—— 血海穴
　　　　—— 阴陵泉穴
　　　　—— 地机穴
　　　　—— 漏谷穴
　　　　—— 三阴交穴
　　　　—— 商丘穴
　　　　—— 公孙穴
　　　—— 太白穴
隐白穴 ——　—— 大都穴

足太阴脾经

脾经经络锻炼法

脾主肌肉，此时锻炼不光养脾胃、促消化，而且运动的过程中肌肉的能量得到了消耗，就会迫使脾输送更多的营养过来，这样一来，脾的运化功能越来越强，输送营养充足。脾为中土，灌溉四方，生养万物，五脏六腑也会因此得到足够的滋养而强壮，疾病自然也就无立足之地了。

叩击穴位步行法

有一位百岁老人，身康体健，腿脚灵便，吃得香，睡得甜。每天清晨在公园准时出现。一天，有好奇者向老人请教健身长寿之法，答曰："多走路。"经再三讨教，老先生道出其练习近50年的"叩击穴位步行法"。

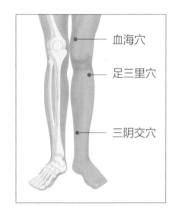

叩击穴位步行法，就是边走边叩击穴位。此法简便易行，老少皆宜，能通过穴位疏通经络、流通气血，既可以预防和改变"步履沉重"的形态，又有利于调和内脏，濡养全身，防病治病。

叩击穴位步行法，主要叩击脾胃经上的"足三里""三阴交""血海"三个大穴，走3～5步蹲下叩击一遍，叩击的轻重和次数自行掌握。

原地云手健脾胃

原地云手法是由太极的云手改造而来的，但是我们不要按照云手的方法去做。

两脚并拢，脚跟和脚尖全部并拢，然后旋腕转掌，像抱一个球一样，一只手托着球的下部，另一手从身前抬起，越过头顶，然后从体侧放下。抬手的同时，同侧的腿也慢慢抬起，脚面自动放松，向下垂，手落下的时候脚也落下。然后换另一侧的动作。

在做这个动作的时候，手能抬多高抬多高，脚也是能抬多高就抬多高。每侧做5个，脚和手同侧同时上升。开始练习的时候，可能觉得有点不流畅，熟练了，手和脚的动作就能很好地协调，达到"行云流水"的境界。

这种方法之所以能够健脾，是因为云手本身就有让脾胃脏腑运动、帮助消化的功能，而这个动作把四肢部分的运动强化了，让整个四肢都得到了活动。

打通脾经，
调养气血、防治病痛

足三里穴——缓解胃痛的有效穴位

在胃经上，有一个著名的穴位叫足三里穴。经常按摩足三里穴，是养护我们胃气的一个好方法。古人以足三里穴强身祛病、延年益寿，可以追溯到近两千年前的东汉末年。当时的名医华佗就以足三里穴治疗"五劳羸瘦、七伤虚乏"（身体虚弱及各种慢性消耗性疾病）。坚持按摩足三里穴有调理脾胃、补肾强筋的作用。

简便取穴方法

当我们把腿屈曲时，可以看到在膝关节外侧有一块高出皮肤的小骨头，这就是外膝眼，从外膝眼直下3寸（可将示指、中指、无名指和小指并拢，以中指中节横纹处为准，四指宽度即为3寸），在腓骨与胫骨之间，由胫骨旁开一横指（拇指指关节横度）处就是足三里穴。

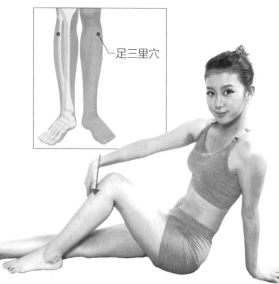

足三里穴

足三里穴保健方法

可采用拇指点按、按揉或艾条灸足三里穴位的方法。

一是每天用大拇指或中指按压足三里穴一次，每次按压5～10分钟，每分钟按压15～20次，注意每次按压要使足三里穴有针刺一样的酸胀、发热的感觉。因为小腿部皮肤较厚，力量可以适当大些。但用力时不可以憋气。

二是用艾条做艾灸，每周艾灸足三里穴1～2次，每次灸15～20分钟。具体方法是：将艾条点燃，置于穴位上，距离皮肤大约两厘米，使温热感穿透肌肤。

保健功效

艾灸或按摩足三里穴能治疗消化系统的常见病，如胃及十二指肠球部溃疡、急性胃炎、胃下垂等，解除急性胃痛的效果尤其明显。

梁丘穴——缓解胃痉挛、腹泻的保健穴

梁丘穴为胃经郄穴，是治疗肠胃脾病的常用穴。不按时吃饭，饥一顿饱一顿等不良饮食习惯会导致胃痛的发生。另外，天气炎热，常吃冰激凌，也往往是嘴舒服了，肚子就开始闹腾了，绞痛难忍。胃痛怎么办？中医认为，梁丘穴是治疗胃痛的要穴，按摩梁丘穴可缓解胃痛症状。

简便取穴方法

梁丘穴在膝盖骨附近，屈膝，在髂前上棘与髌骨外上缘连线上，髌骨外上缘两寸处取穴。或者脚用力伸直，膝盖骨的外侧（小脚趾方向）会出现细长肌肉的凹陷，朝着大腿用力压这个凹陷的上方看看，应该会有震动感，这就是梁丘穴。

梁丘穴保健方法

● **指压法：** 以指压刺激此穴，朝大腿方向加压时，震动较强，可用大拇指用力地压。微弱的刺激无法止住突然发生的心窝疼痛。这种状况的要诀是：用能感觉到压痛的力量加压。每次压20秒钟，休息5秒钟再继续压。如此重复几次，疼痛便会渐渐消退，这效果确实是不可思议。

● **艾灸法：** 局部常规消毒后，选纯艾条一根，点燃，距梁丘穴皮肤2～3厘米，施温和灸，一般灸5分钟，至局部皮肤出现红晕为度。

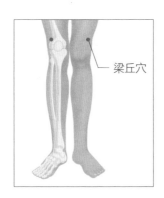

梁丘穴

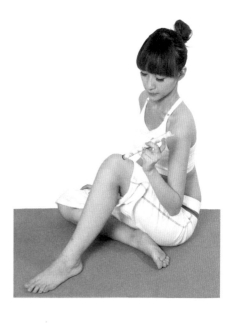

保健功效

艾灸梁丘穴可温煦脾阳，使脾胃气机调畅，升降有序，清浊分明，腹泻立止。

天枢穴——除胃胀、通便秘

天枢穴是胃经上的重要穴位，是大肠的"募穴"。所谓募穴，就是集中了五脏六腑之气的胸腹部穴位。因为与脏腑是"近邻"，所以内外的病邪侵犯，天枢穴都会出现异常反应，起着脏腑疾病"信号灯"的作用。从位置上看，天枢穴正好对应着肠道，因此对此穴的按揉，能促进肠道的良性蠕动，增强胃动力。所以，消化不良、恶心想吐、胃胀、腹泻、腹痛、便秘之类的疾病都可以找天枢穴来解决。

简便取穴方法

天枢穴位于肚脐旁2寸（3个手指并拢，第二关节的宽度就是2寸）处，与肚脐处于一条水平直线上，左右各有一穴。此穴位于肚脐左右两拇指宽处。

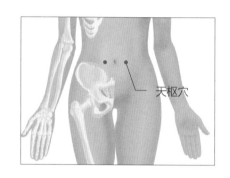

天枢穴

天枢穴保健方法

患者可平躺在床上，用中间三个手指下压、按摩此处约两分钟。如果是腹泻者，那么先排便，然后仰卧或取坐姿，解开腰带，露出肚脐部，全身尽量放松，分别用拇指指腹压在天枢穴上，力度由轻渐重，缓缓下压（指力以患者能耐受为度），持续4～6分钟，将手指慢慢抬起（但不要离开皮肤），再在原处按揉片刻。经过按揉，患者很快就会感觉舒适，腹痛、腹泻停止，绝大多数情况都能一次见效。

保健
功效

患者可平躺在床上，用手指下压、按摩天枢穴约两分钟。天枢穴的主治病证包括消化不良、恶心想吐、胃胀、腹泻、腹痛等。

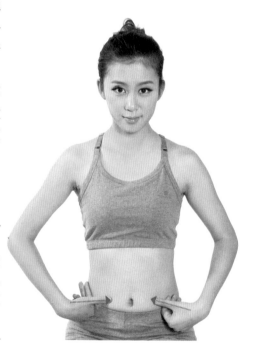

漏谷穴——促进消化

胃一旦"罢工"，会殃及全身。有的胃病是急性的，一犯起病来疼得很厉害；有的是慢性的，时常隐隐作痛，既折磨人又伤身体。当你遇到这样的情况，可以试着捏捏小腿，症状就能减轻。

小腿肚内侧的足太阴脾经与脾胃经络相连，经常按捏这一部位的地机穴和漏谷穴，可以强健脾胃。如果出现急性胃疼，按捏此处可以立刻起到缓解疼痛的作用。

除了用手按摩这些穴位以外，还可以用按摩棒加以按揉，或适当敲打这些穴位周围的肌肉。这些方法只适用于一般胃病，如果是急性剧烈的腹部疼痛，可能是胃溃疡穿孔或急性胰腺炎等疾病，应立即去医院诊治。

简便取穴方法

漏谷穴位于人体的小腿内侧，在内踝尖与阴陵泉穴的连线上，距内踝尖6寸，胫骨内侧缘后方。

漏谷穴保健方法

揉捏时，可先找到小腿肚的腓肠肌内侧，然后用拇指对准该处按揉，也可将拇指和其他四指相对，先自上而下、再自下而上按捏。按揉的程度，根据自己感觉疼痛的程度而定，一般应按揉到出现酸痛感才有效果。每次按揉20次左右，一日2~3次。

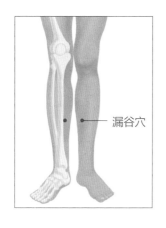

漏谷穴

保健功效

漏谷穴也和胃经相连，经常按捏漏谷穴，不但能刺激经络、加强腿部血液循环，还可起到保健脾胃的作用。漏谷穴位于外膝眼下四横指、胫骨边缘处。如果出现胃胀、胃脘疼痛的时候，也可以按捏漏谷穴，按捏的时候要同时往上方使劲。现代医学研究证实，针灸刺激漏谷穴，可使肠胃蠕动有力而规律，并能提高多种消化酶的活力，增进食欲，帮助消化。

气舍穴——缓解恶心和打嗝儿

气舍穴为人体足阳明胃经上的主要穴道之一，不停地打嗝儿时，可以利用指压法推拿气舍穴，对止嗝儿非常有效。气舍穴有清咽利肺、理气散结的功效，对于胃痛或是恶心想吐的感觉有很好的抑制效果。

简便取穴方法

气舍穴在人迎穴直下，锁骨上缘，在胸锁乳突肌的胸骨头与锁骨头之间。取穴时，可采用正坐或仰卧的姿势，气舍穴位于上胸部，锁骨根部稍中之处。

气舍穴保健方法

用示指和中指朝向锁骨内端指压，每次按压 3 ~ 5 秒钟，可以缓解恶心呕吐的症状。此穴还可以抑制打嗝儿。

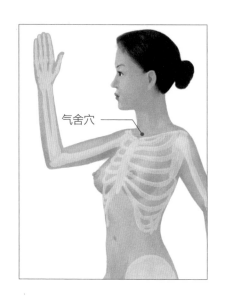

气舍穴

保健
功效

气舍穴在颈部，锁骨内侧端的上缘，胸锁乳突肌的胸骨头与锁骨头之间。打嗝儿的原因很多，一般多是由于暴饮暴食之后突然喝冷饮、热饮引起，吃刺激性食物也会引起打嗝儿。而经常性打嗝儿也是脾胃出现毛病的信号灯。胃气是以降为顺的，若胃气不降反升，会导致胃气上逆出现打嗝儿问题。

大横穴———健脾防腹胖

现代都市人的生活中，"坐"是一种非常普遍的状态。当代中青年因为工作常常一天从早坐到晚，很难有运动的时间。中医认为"久坐伤肉"。长期久坐势必会造成脂肪堆积、肌肉水平下降。为了应对这种情况，建议大家常常按摩大横穴。

简便取穴方法

大横穴位于肚脐旁开4寸处，肚脐旁一横掌，两边各一。取穴时，肚脐向左右五指宽处即为大横穴。

大横穴保健方法

每次按压双侧大横穴100下即可，大横穴和天枢穴是治疗胃肠道疾病中的必选穴，临床按摩或针灸大横穴和天枢穴，可有效治疗便秘或腹痛。

保健
功效

大横穴是脾经上的穴位，具有温中、健脾、理肠的功效，能有效保护肌肉，增强脾胃运化能力，减缓脂肪堆积。按摩大横穴用于治疗气血瘀滞化热引起的便秘、肠痛以及虚寒洞泄、着凉腹痛、体虚多汗。有除湿散结、理气健脾、通调肠胃的作用。

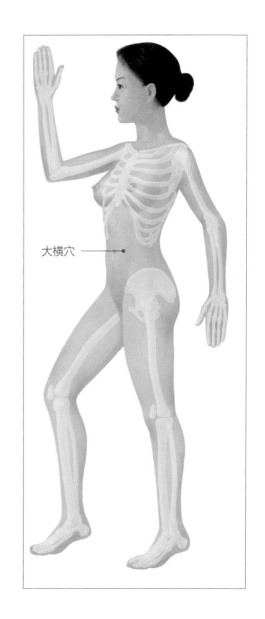

大横穴 ——

隐白穴——告别脾郁吃不下去饭

脾主思，思虑过度的人易出现脾郁，而脾和胃互为表里，所以脾郁就会累及胃，使人吃不下去饭。这时不得不提足太阴脾经上的一个穴位，即隐白穴。

简便取穴方法

隐白穴位于足大趾内侧趾甲旁 0.1 寸处。这个穴位不太好找，因为它特别小，通常要用指甲掐一掐才能掐到这个穴位。

隐白穴保健方法

踮起脚尖，足大趾点地旋转数周，对缓解脾郁效果显著。也可用指甲尖点它，或者找个细一点的按摩棒来点按，效果都很好。

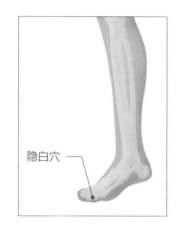

隐白穴

隐白穴最主要的功效是止血，对各种出血症状都能有效地缓解。刺激隐白穴，通常是用艾灸的方法。艾灸隐白穴时只要把艾条的一端点燃，悬于一侧隐白穴上 1.5 厘米处，每次悬灸 15 ~ 20 分钟，以隐白穴周围皮色转红有热感为止。先灸一侧，然后灸另一侧。每日可灸 3 ~ 4 次，待出血停止后可继续灸 1 ~ 2 天，使疗效得以巩固。

保健
功效

隐白穴还有一个功效，就是通鼻窍，治疗慢性鼻炎、鼻出血。中医认为，血崩的主要原因是冲、任两脉不固，脏腑失调。因此，在治疗上应着重补肝、健脾、益肾，调养冲、任两脉。隐白穴是足太阴脾经上的一个重要穴位，按照经络学说的原理，艾灸隐白穴有健脾养血、补中益气的功效。

公孙穴——治疗胃痛、胃反酸

公孙穴是足太阴脾经上的重要穴位，同时又与冲脉相通，所以它既能调治脾经，又能调治冲脉。公孙穴是脾经和冲脉能量的汇集点和调控中心，其作用很大。"八脉交会八穴歌"说，"公孙冲脉胃心胸"，取之有"理气止痛"的功效。也就是说，胃、心、胸上的病都可以取公孙穴来治。因此，可按摩公孙穴治胃痛、胃酸等证。

简便取穴方法

公孙穴在足内侧缘，第一跖骨基底部的前下方，赤白肉际处。取穴时，正坐垂足，从足大趾内侧后一关节处往后推按能找到一个弓形骨，弓形骨后端下缘的凹陷处即是此穴。

公孙穴保健方法

盘腿端坐，用左手拇指按压右足公孙穴（足内侧，第一跖骨下缘），左旋按压 15 次，右旋按压 15 次；然后用右手拇指按压左足公孙穴，手法同前。

内关和公孙配伍可治疗心、胸、胃、腹等疾患，如原发性低血压、不稳定型心绞痛、化疗期胃肠道反应、食管癌梗阻、妊娠呕吐、呃逆等。

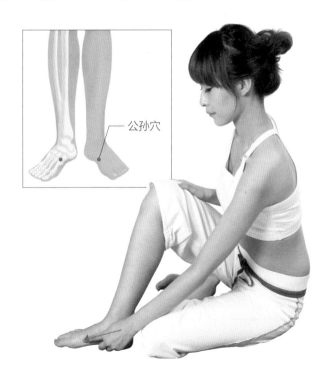

保健功效

在治病方面，公孙穴通治人的胸、腹部。这个统领全身的穴位，最直接、最明显的效果体现在胸、腹部。胸部、腹部的一切问题，比如腹胀、不明腹痛、心痛、胃痛、胸痛，都可以通过公孙穴来治疗或缓解。公孙穴为足太阴脾经的穴位，按摩该穴也能清泄胃热、和胃止痛。

公孙穴

阴陵泉穴——除长夏暑湿

在中医经络中，有一个穴位可以解决长夏暑湿，它就是阴陵泉穴。按摩阴陵泉穴位可使患者解小便恢复自如，而且对肛门松弛的治疗也很有效。

其实，男性单纯的尿不净不能说明什么问题。尿不净可由受凉、惊吓、前列腺炎等造成，治疗时需要结合年龄以及有无其他临床症状来做综合分析，如前列腺炎主要表现为尿频、尿急、尿痛、尿道灼热、排尿不尽可淋漓、排尿困难、会阴及睾丸不适、尿道口滴白等。因此，若出现以上症状，建议到医院通过相关检查来明确诊断，这样才能有效治疗。

简便取穴方法

取穴时，采取正坐或仰卧的姿势，阴陵泉穴位于小腿内侧，膝下胫骨内侧凹陷中，与阳陵泉穴相对（或当胫骨内侧髁后下方凹陷处）。

阴陵泉穴保健方法

阴陵泉穴位于胫骨内上髁下缘，胫骨内侧缘凹陷处（将大腿弯曲成90°，膝盖内侧凹陷处）。每次按摩100～160下，每日早、晚各按摩1次，两腿都要按摩，一般按摩两周见效。

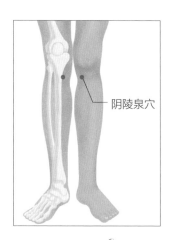

阴陵泉穴

----- 保健功效 -----

常点按此穴能防治腹痛、胀满、水肿、泄泻、小便不利、遗精、遗尿、尿闭、月经不调、带下、阴痛、腿膝肿痛、麻痹等。阴陵泉穴属足太阴脾经之合穴，也是下肢腧穴中较常用的经穴之一。主治脾、肾二经证候。此穴有温、运中焦，清利下焦之功效。故凡由中焦虚寒与下焦湿热所致的病证皆可选用此穴施治。

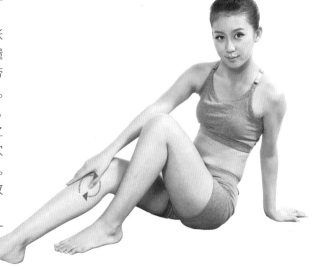

支沟穴——改善老年便秘

中医认为，便秘是大肠传导功能失常所致，并与脾、胃、肾密切相关。采用针刺支沟穴治疗此证，效果显著。胁肋为少阳、厥阴二经分布的地方，所以按压手少阳三焦经上的支沟穴和足少阳胆经上的阳陵泉穴，能疏通两条经络的气，活血化瘀，舒缓胁肋的郁结，疏通脉络间的瘀阻，疼痛也会因此而减轻。

简便取穴方法

支沟穴位于手背腕横纹上3寸，桡骨与尺骨之间。

支沟穴保健方法

取支沟穴，常规消毒，用毫针直刺或略向上斜刺，深度1～1.5寸，适当提插捻转，针感向下可到指端，向上可达肘以上，腹中可出现蠕动或欲有矢气、大便感。留针20分钟，中间运针4次。一般在针刺一次后1～3小时排便。

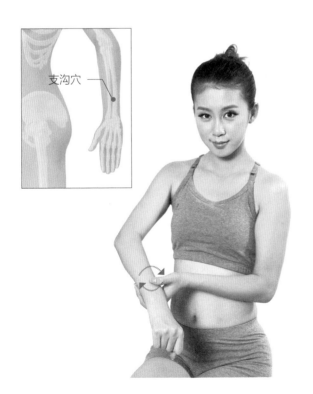

支沟穴

保健
功效

支沟穴是治疗便秘的要穴，此穴是手少阳三焦经穴，能清热泻火、调理脏腑。经临床实践证明，针刺支沟穴后，可使大便完全规律或基本规律，便软，而且远期效果较好。

血海穴——通治各种与血有关的疾病

血海穴，血，这里指脾血；海，指脾经所生之血在此聚集。它有化血为气、运化脾血之功能，为脾经上的重要穴位之一。古代，人们不经意间发现刺破这个地方就可以祛除人体内的瘀血，因此用它来治疗体内瘀血的病证。其实，它不仅能祛瘀血，还能促生新血，因此才给它起名叫"血海"。

血海穴是女性保健常用的穴位之一，能通治各种与血有关的疾病，不管是出血、瘀血，还是贫血、血不下行，都可选用此穴。

简便取穴方法

血海穴位于大腿内侧，请坐在椅子上，将腿绷直，在膝盖内侧会出现一个凹陷下去的地方，在凹陷的上方则有一块隆起的肌肉，顺着这块肌肉摸上去，顶端即是血海穴。

血海穴保健方法

每天上午的 9 ~ 11 点，这个时辰是脾经气血最旺盛的时候，人体的阳气也正处于上升趋势，所以直接按揉血海穴就行了。每一侧 3 分钟，按揉时不要太用力，只要能感觉到穴位有微微的酸胀感即可。

月经不调多数是体内气血失衡造成的，有的女孩月经过少，可以点按血海穴来生血。方法是：指尖用力点按血海穴 1 分钟，会有明显的酸胀感觉，两侧血海穴轮流点按 3 ~ 5 次。

还有的女孩来月经时发生生理痛，按压血海穴能够缓解这种小腹疼痛。方法是：两个大拇指重叠按压这个穴位，痛经的时候通常左腿也会一起痛，因此，多刺激左腿血海穴。

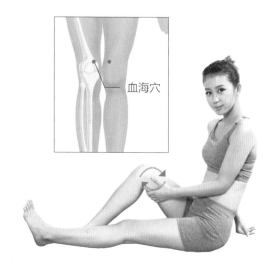

血海穴

保健功效

血海穴是生血和活血化瘀的要穴，有通畅全身气血的作用。

很多人用眼过久后，会觉得眼睛酸胀、干涩，有的还会出现手脚麻木现象，其实这是肝血虚的症状。为什么呢？因为肝开窍于目，在液为泪，在体为筋，所以肝血虚了就不能营养眼睛和筋脉，就会出现眼睛酸胀、视物不清、手脚麻木的症状，此时可选用血海穴来补足肝血。因为肝木克脾土，我们就要"扶土"，补脾血。

第

7

章

简易运动，
养肉健脾的"良药"

中医认为脾主肌肉。"久坐伤肉"中的"肉"是指肌肉。
"久坐则血外滞于四肢肌肉"，即久坐的人血脉在四肢肌
肉就停止了，从而导致气血不运行、肌肉松弛无力。所
以久坐不运动，脾胃能力就弱。难怪，在医院里医生常
告诉患者，想要纠正脾胃虚弱，除了用药治疗、加强饮
食保健以外，还要适当运动。

多动就能养肉健脾

"久坐伤肉"，实则伤脾

虽然"久视、久卧、久坐、久立"都是不运动，但"久坐"是不运动最重要的表现。坐着虽然舒服，但是久坐不动容易使周身气血运行缓慢、肌肉松弛无力，从而引发一系列身体疾病，对全身各器官产生伤害。

伤肉

"久坐伤肉"中"肉"是指肌肉。运动可以使气血运行通畅、温养肌肉。所以经常运动的人一般肌肉都比较发达。"久坐则血外滞于四肢肌肉"，即久坐的人血脉在四肢肌肉就停止了，从而导致气血不运行、肌肉松弛无力。

脾主管肌肉，久坐使气机郁滞，不仅伤肉，还会影响脾的功能。长期久坐还可能会引起消化不良、便秘、痤疮等病证。

伤心

心为五脏之君主，其功能极为重要。"心主血脉"，即心脏能推动血液在血脉中运行，维持心脏正常搏动。然而久坐则血脉不行，血脉不行则会导致血瘀、血溢于脉外，从而导致冠心病、高血压、动脉硬化等心血管疾病。

伤颈

颈部是气血通往大脑的管道，颈部肌肉受血脉濡养，血虚则筋骨无以支持。长时间久坐不动易导致气血瘀滞，气血不畅则颈部骨骼不能被濡养，从而导致颈椎病等病证。

影响寿命

"动则生阳，静则生阴"，运动可以产生阳气。而"阳气者，若天与日，失其所，则折寿而不彰"，可见阳气对于人的寿命有很大的影响。中医认为"动则不衰"，运动使人通筋活络、热血畅流，还可以抵抗自然老化。衰老是死亡的前奏，久坐不动者阳气很少，人体的新陈代谢率低，火力不足，不能抵抗衰老，容易让人短命。

每隔一小时就该走动一下

要告别久坐。国外研究证明，久坐对男人的影响比吸烟、酗酒还厉害，可以诱发睾丸、前列腺、腰椎、颈椎，甚至代谢疾病，因此，男同胞们最好每坐1小时，就起来活动10分钟。

大步疾走

走路可以说是冬季运动中最自然、最简单的方法。不过这有别于我们平时慵懒的走路姿势。在走路运动时要把步幅适度加大，并且有节奏地大幅度摆动手臂，别小看这样的简单动作，在无形中就增加了运动量。你可以利用每天上下班的时间，挑选一段路疾步走一阵，时间约20分钟，以出汗为度。如果没有出汗，那可能是走路速度还不够，需要再加快一点。长期坚持这样的大步疾行，就会增强抗寒能力。

勤做伸展体操

久坐致病的关键并不在"坐"，而在于"久"。因此，为了避免颈、腰部长期处于一种姿势，稍感疲劳时便可离开座位行走，或每隔1小时起身做些简单的伸展体操。

在电脑面前工作一段时间后，可以做击掌动作。两手五指伸直展开，然后用力击掌，击掌声越响越好。击掌主要是刺激两手相应穴位，一般在20次左右。当你去洗手时，两手尽量揉搓。午饭后，可以在楼下或走廊里健走30分钟，注意速度和姿势，同时还可以和同事聊聊天等。

工作空隙可以挺直背部，握拳，伸直拇指，两臂向后，拇指指尖垂直指向后背，你的身体和椅子结合的部位及向上10厘米的面积区域，用拇指截点，动作要慢，拇指尖碰到身体的时候尽量用力压住，慢慢松开。

多"摇头晃脑"

长途司机和出租车司机也是久坐一族的典型代表。建议司机在开车时可使整个脊椎的生理弯曲充分依附在座椅或靠垫上，具体可视个人需要调节好座椅高度，并选择合适的颈枕和腰垫。此外，司机可在等红灯时"摇头晃脑"、耸耸肩，遇到路况不好时，车速不要过快，以免因汽车的剧烈颠簸而对腰椎造成大的伤害。专家还强调，尽管开车上厕所是个问题，但不要因此减少喝水量，且无论什么原因，一定不要养成长时间憋尿的坏习惯。

省时有效的健脾绝招

腹部按摩，健脾和胃

中医认为，人体的腹部为"五脏六腑之宫城，阴阳气血之发源"。摩腹可通和上下，分理阴阳，去旧生新，充实五脏，驱外感之诸邪，清内生之百证。现代医学认为，摩腹可给腹部的穴位以良性刺激，激发腹部诸穴之经气，推动气血运行，可使腹部肌肉强健，促进血液及淋巴液循环，使肠胃等脏器功能活跃，从而加强对食物的消化、吸收和排泄，防治便秘和慢性肠胃炎，并可辅助治疗失眠、糖尿病、高血压、冠心病、肝炎、前列腺炎等疾病。

摩腹的方法

摩腹以仰卧、袒腹，手直接触及皮肤效果最佳，一般选择在入睡前和起床前进行，排空小便，洗净双手，取仰卧位，双膝屈曲，全身放松，左手按在腹部，手心对着肚脐，右手叠放在左手上。先按顺时针方向，绕脐摩腹 50 次，再按逆时针方向摩腹 50 次。摩腹时用力要适度，精力集中，呼吸自然，持之以恒，一定会收到明显的健身效果。按摩结束后，可以将发热的双手放在丹田处（脐下 3 寸处），使揉动时的热量充分被身体利用。

摩腹的注意事项

值得注意的是，摩腹不可在"过饱"或"过饥"的情况下进行，腹部皮肤化脓性感染或腹部有急性炎症（如肠炎、痢疾、阑尾炎等）时不宜按揉，以免炎症扩散；腹内有恶性肿瘤者也不宜摩腹，以免促进癌肿扩散或出血。摩腹时，出现腹内温热感、饥饿感，或产生肠鸣音、排气等，均属于正常反应，不必担心。

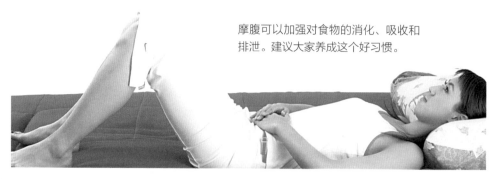

摩腹可以加强对食物的消化、吸收和排泄。建议大家养成这个好习惯。

饭后百步走，活到九十九

脾为后天之本，要想健康长寿，必须养护好脾胃。饭后散步缓行，以助脾胃消化功能，这是"以动助脾"的养护后天之道，因为中医认为，脾主四肢，脾主肌肉，运动四肢就是运脾。然而，饭后多久开始走、怎么走，都是有讲究的。

饭后别急着散步

从消化系统的生理功能来说，刚吃完饭后，胃部正处于充盈状态，这时须保证胃肠道有充足的血液供应，以进行初步消化。所以，人吃饭后，血液会大量流向肠胃帮助消化，但如果饭后立即散步，会使胃肠道的血液流向肢体，不利于食物消化和营养吸收。尤其是老年人，由于供血器官——心脏和血管都会发生退行性改变，造成供血功能降低。当肠胃及下肢都需大量的血液供应时，势必会加重心脏的负担，给健康带来不利的影响。因此，最好饭后休息一段时间后再走。

那么，具体要休息多久呢？一般休息 20 ~ 30 分钟。如果在吃七分饱的情况下，可在饭后 30 分钟开始散步；如果吃得很饱，建议休息 1 个小时后再进行。

散步的正确姿势

散步时的身体姿势是：身体正直，抬头挺胸，收紧小腹，臀部后突，行走后蹬着力点侧重在跖趾关节内侧，双臂协同双腿迈步，动作自然前后摆动，步伐适中，呼吸自然，两脚落地有节奏感。

散步穿鞋有讲究

散步时，不同年龄的人选鞋标准也有区别。儿童活动较多，鞋要有一定硬度，最好选有一定透气性和吸湿功能的鞋；老年人足弓下塌，容易脚后跟疼，穿鞋宜大一点、肥一点，可选择较宽松、减震性好、有防滑功能的鞋。总体来说，在散步时应尽量穿平底鞋。如果是等长脚型（第一、二脚趾等长）或方形脚型（五个脚趾基本等长），要选择头型较方或较宽款式的鞋子，防止脚趾被挤伤。

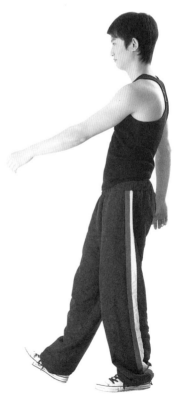

扭扭腰，促消化、防便秘

　　根据太极拳的观念，人的头至腰是人体的中轴，又是督脉的所经处，具有调节阳气的作用，加上腿部有许多经络通过，因此头、腰、腿经常转动，可畅达气血，养生防病。根据古今中外的医学研究证明，经常采用转头、转腰、转腿的"三转"健身操，对调节精神、增强体质、促进血液循环、预防器官衰老具有很大的作用。上班族久坐易引发颈椎病，腰酸背痛是常有的事，不少人抱怨工作忙，平时没有时间来运动，其实只需要在工作间隙抽出一点时间，练练"三转"健身操，就可以很好地防治颈、腰、腿痛。

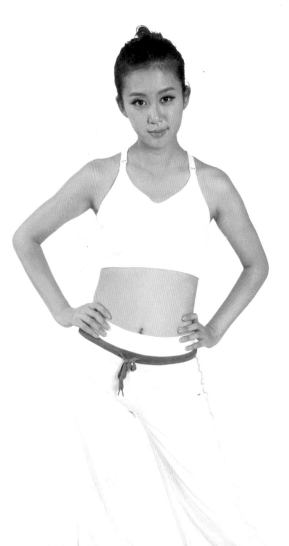

转腰的方法

　　站立，挺胸收腹，两手叉腰，两腿稍分开，四指并拢在前，拇指在后面压住腰眼，先按顺时针方向转动腰部 10 圈，再按逆时针方向转动 10 圈。此法能锻炼腰部的肌肉关节，并能防治慢性腰肌劳损、腰椎骨质增生、坐骨神经痛、风湿性腰痛等疾病。

交叉扭腰

　　两脚分开与肩同宽，脚尖向前，两臂伸直，一手在体侧，一手举过头，如果左手在上，先向右侧后方摆，然后右手在上，向左侧后方摆，腰部也随着扭动，左右各做 100 次。

前弯后伸

　　两脚分开与肩同宽，脚尖向内，慢慢向前弯腰，让手逐渐接触地面，再向后伸腰至最大限度，反复做 10 次。

三个小动作，健脾助消化

"左三圈，右三圈，脖子扭扭，屁股扭扭，早睡早起，咱们来做运动……"运动是健脾助消化的好方法。尤其是久坐办公室缺乏运动的人，可多做一些简单、易坚持的小动作。"久坐族"在每天起床和入睡前做下面这三个小小的动作，对调动"脾气"有很大的作用。

练习方法

1 牵拉腹部
膝盖弯曲，两手向前伸直，使上身仰起，眼睛看向肚脐部位。

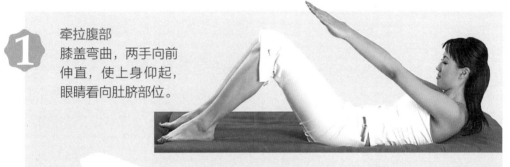

2 收腹提臀
脸朝上平躺，收腹，以臀部、腰部、背部顺序上抬，以相反的顺序放平。

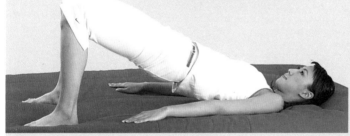

3 抱膝压腹
仰卧，抱双膝于胸前，用上肢紧抱膝部；在将膝关节抱向胸部时，用力压向腹部；松开上肢，放下双腿。

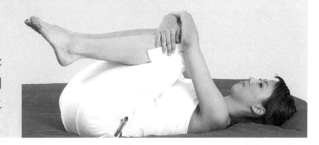

练习作用

人体腹腔有许多重要的器官，如脾、胃、胰、小肠、大肠、肝、胆等，这三个小动作可以增强脾的运化功能，促进消化。日常坚持做好以上三个动作，对增强和改善腹脏功能、健康机体大有裨益。

练练八段锦，调理脾胃须单举

八段锦是我国古代优秀的健身方法，其功法分为八节，故称八段。"锦"是古人以锦缎喻其精美。古代记载的八段锦分坐式和站式。站式八段锦是由坐式八段锦发展而来的，内容上减少了吞津和按摩等方法，在意念方面的要求也不如坐式八段锦高，但是增强了运动锻炼强度。不同年龄人群可根据各自情况选择练习。

练习方法

1. 全身放松，自然站立，两脚分开与肩同宽，两臂在体侧自然下垂。

2. 左手翻掌从左侧朝上举，举到头顶上，掌心朝下，指尖向右，同时右手朝上移，移到腰间。

3. 接着左掌尽力朝上托，右手掌心朝下，指尖向前，用力下按。

4. 然后左手从体侧放下，掌心朝下，右手从体侧上举，举到头顶，掌心朝上，指尖向左，右掌用力向上托，左掌用力向下按。

练习作用

此段升降并举，故有利于脾胃的升降，能调理脾胃，去积消食。

注意事项

1. 练习时身体要放松，心情要平静，做到平衡舒畅、刚柔相济、粗中有细。

2. 练习时注意上举和下按要同时进行，举、按时吸气，复原时呼气。

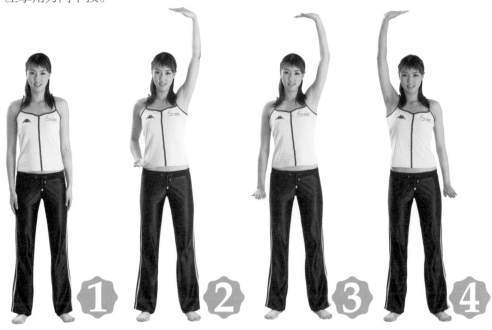

五禽戏中找熊戏，熊戏补脾看熊运

夏季天气炎热，不少人都喜欢窝在空调房中贪凉，但是室内外温差较大，容易使很多人出现滞食、消化不良、食欲不振等症状，这时不妨练练五禽戏中的熊戏。练熊戏时要在沉稳中寓于轻灵，将其剽悍之性表现出来，习练熊戏有健脾胃、助消化、消食滞、活关节等功效。

练习方法

熊戏由熊运和熊晃两个动作组成。

1.全身放松，自然站立，两脚分开与肩同宽，两臂在体侧自然下垂，意念集中于中宫穴。

2.先将两手呈熊掌状放于腹下，上体向前倾，随身体顺时针做画弧动作，向右，向上，向左，向下，再逆时针画弧，向左，向上，向右，向下。开始练习时要体会腰腹部的压紧和放松。

注意事项

两腿保持不动，固定腰胯。开始练习时，手要下垂放松，只体会腰、腹部的立圆摇转，等到熟练以后，再带动两手在腹部前绕立圆，动作配合要协调自然。

练习功效

熊戏主脾，"熊运"时身体以腰为轴运转，使得中焦气血通畅，对脾胃起到挤压按摩的作用；"熊晃"时，身体左右晃动，疏肝理气，亦有健脾和胃之功效。

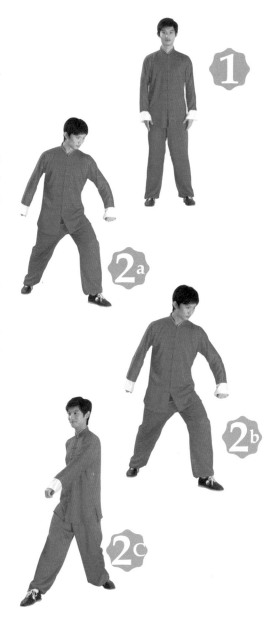

动动脚趾健脾胃

从中医角度来看，一般脾胃功能强的人，站立时脚趾抓地也很牢固，因此，如果你的脾胃功能不好，不妨常锻炼脚趾。对脾胃虚弱的人来说，经常活动脚趾确实能起到健脾养胃的作用。从经络看，胃经是经过脚的第二趾和第三趾之间，管脾胃的内庭穴也在脚趾的部位。

活动脚趾强脾胃

站立或坐姿，双脚放平，紧紧地贴着地面，脚趾练习抓地和放松，相互交替，这样能对小腿上的脾经起到很好的紧松刺激作用。还可以每天抽一点时间，练习用二趾和三趾夹东西，坚持下去，肠胃功能就会逐渐增强。

顺手按摩

可以顺手将小腿从上到下依次按摩一次。因为，小腿上集中了脾胃经的不少穴位，像管脾经、肝经的足三阴穴在小腿内侧，管胃经、胆经的足三阳穴在小腿外侧，能够健脾的足三里穴在膝盖外侧下方凹陷往下约4指宽（3寸）处。按按这些穴位，都可以起到健脾养胃的作用。

活动脚趾后马上将小腿从上到下依次按摩，着重按摩小腿上的足三里穴等穴，健脾胃的效果会更加明显。

练习注意事项

将小腿从上到下依次按摩，力度以能够承受为度，按后觉得舒服就行了，不要在过饱和过饥时按摩，努力坚持每天睡前按摩3次。需要注意的是，儿童脾胃的穴位和成人不同，因此，儿童不要选择这种方法来健脾养胃。

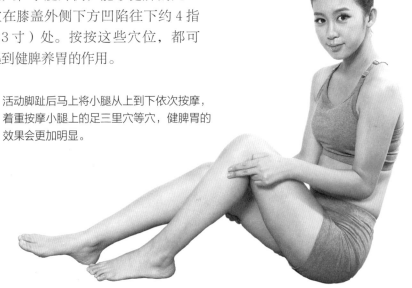

脾胃强壮操，促消化、排气畅

中医认为，脾胃是"后天之本，气血生化之源"，具有受纳食物、消化和运输水谷、化生精微，以养全身和统摄血液等功效。脾胃功能好，则人体营养充足、气血旺盛、体格健壮。

每当季节转换，或是受了寒凉、暑湿等，脾胃虚弱的人都易有胃脘胀痛、消化不良等不适状况；或是暴饮暴食，过食油腻、甜食等，会引起脾的"运化功能"失常，从而使"水湿内停"。为了解决身体这些不适，教给大家三节简易的脾胃强壮操，经常练习，有助于健康。

跨腿扶膝蹲马步（立姿）

【动作】

1.双脚打开两倍肩宽，脚尖朝前，双手扶膝微蹲马步。

2.身体上下起伏，上半身挺直，下半身弯膝蹲更深的马步，注意膝盖不超过脚尖。

【时间】每次 1 ~ 2 分钟。可视自身身体状况量力而行。

【功效】可巩固下盘，强化下半身肌力，往下蹲时可促进肠胃蠕动。

双手贴腹肚皮舞（坐姿）

【动作】

1.坐在椅子上，双手交叠贴腹。

2.吸气，挺胸，直背，用力往前挺出上半身，身体微微后仰。

3.吐气，缩胸，弯腰，双手用力往腹部压。

【时间】每次 20 ~ 30 次。可视自身身体状况量力而行。

【功效】可按摩腹内肠胃，促进肠胃功能。

手握双脚滚动（躺姿）

【动作】

1.坐下，双手握脚板，将双脚收至腹部前方。

2.维持这个姿势向后躺。

3.腹部用力，双手依然紧握脚板，背部往前后方向滚动。注意保护颈部，防止扭伤。

【时间】每次 1 ~ 2 分钟。可视自身身体状况量力而行。

【功效】可以促进肠蠕动，使排气顺畅。

通秘功：排出毒素一身轻

不管是久坐的年轻上班族、压力偏大的中年人，还是消化系统退化的老年人，都易发生便秘。习惯性便秘大多是缺乏运动，腹肌松弛无力，肠胃蠕动功能减弱所致。要想远离便秘，不妨常练通秘功。运动的种类和方法应以医疗体操为主，可配合快走、慢跑、气功、腹式呼吸和腹部的自我按摩。

医疗体操

医疗体操，主要是增强腹压肌及骨盆肌力量，因为腹压肌有力地进行收缩，增加腹内压，便于排便。练习方法为：

● 站位。可做原地高抬腿步行、深蹲起立、踢腿运动、转体运动和腹背运动，每节做 2 个 8 拍，逐渐增至 4 个 8 拍。

● 卧位。两腿可轮流屈伸模仿踏自行车运动。也可轮流抬起一条腿或同时抬起双腿，抬到 40°，稍停后再放下。举双腿由内向外画圆圈以及仰卧起坐等。

快走和慢跑

快走和慢跑可使肠管受到震动，促进肠胃蠕动，有助于解除便秘。

快走时加大每一步的幅度，用力走出每一步。首先要把背和腰挺直，尽量挺胸，两脚脚趾朝向行走的方向，每一步都要用脚趾头发力，让全身的肌肉尽可能地参与进来，最好有一种弹起来的感觉。

慢跑时，步伐轻快富有弹性，脚掌柔和着地，身体重心起伏小，左右晃动小，步幅小，动作要均衡，跑在一条直线上。注意呼吸要与跑步的节奏相吻合，一般是两步一呼、两步一吸，也可三步一呼、三步一吸。呼吸时，要用鼻子和半张开嘴（舌尖卷起，微微舔上颚）呼吸的方式同时进行。

也可选做腹式呼吸，取仰卧位做内养功，深腹式呼吸，每日 1 ~ 2 次，每次 30 分钟。

便秘患者膳食须知

多喝水。水可以软化粪便，利于排泄。清晨喝一杯温开水或一杯蜂蜜水，是便秘患者应该养成的习惯。

摄入足够的粗粮、新鲜蔬菜、新鲜水果。这些食物富含膳食纤维，有助于维持肠道中细菌环境的平衡。

润肠食物不可缺。核桃仁、腰果、芝麻等坚果含油脂较多，有润肠通便的作用。

第

8

章

脾病辨证养，
守护脾健康

中医认为，脾病主要有脾气虚弱（脾失健运、中气不足）、脾阳虚衰（脾胃虚寒）、脾不统血、寒湿困脾四种类型。脾胃为"后天之本"，是气、血和津液的化生之源。而脾病的病因比较复杂，治脾方法也较多，唯有辨证养护，才能守护脾健康。

脾气虚弱

脾气虚弱（脾失健运、中气不足）：多因身体虚弱或病后调养不当、脾胃气虚、运化功能障碍所致。脾气虚常见于溃疡病、慢性肠炎、慢性胃炎、神经症及消化不良等病证。

脾气虚弱的表现

● 可能有食欲不好、消化不良、食后胃腹胀闷、腹满肠鸣、大便稀薄、四肢无力、精神困倦、舌淡苔白、脉虚细缓等征象。

● 有少气懒言、脘腹重坠、久痢、脱肛、脏器下垂（如子宫下垂、胃下垂、肾下垂等）、劳累后即有气坠感等症状，则为脾气下陷的征象。

● 脾主四肢肌肉，脾气亏虚，精微不能布散周身，则形体消瘦、少气懒言、面色萎黄。

● 脾气虚的表现为不想吃东西，吃下去不消化，中医叫作食少腹胀。

是什么造成了脾气虚弱

脾气虚多是饮食不节造成的。饱一餐、饿一餐，东一餐、西一餐的，脾胃的气机都给弄乱了，人的正气就会大大减弱。所以，吃太多撑着了、吃太少饿着了，都不好，吃七八分饱就行了。

脾气虚可药补

脾气虚者药物可选用党参、黄芪、白术、茯苓、淮山药、扁豆、莲子、砂仁、薏苡仁等。脾气下陷用补中益气汤：黄芪30克、党参15克、白术9克、陈皮6克、升麻6克、柴胡6克、当归12克、炙甘草6克，水煎服，每日1剂。或用补中益气丸，每次9克，每日3次。

长夏养脾气

脾主长夏，在长夏尤其要注意养脾气。夏季阳气盛，易上火，进补应以清补为主，结合健脾、祛暑、化湿等方法进行调补。饮食可选用绿豆、西瓜、丝瓜、冬瓜、黄瓜、番茄、鸭肉、草鱼、鲫鱼等，以及药食两用的银耳、莲子、山药、陈皮、山楂等。在夏天用金银花、乌梅、麦冬、菊花等煎汤代饮，有益心脾健康。对于胃口不好、舌苔厚腻的人群，应结合健脾化湿的方法，选用山药、党参、茯苓、西瓜翠衣（西瓜皮）、扁豆等。

莲子猪肚汤

材料 毛肚 150 克，去心莲子 50 克。

调料 植物油、葱段、姜片、精盐、料酒、味精、白糖各适量。

做法

❶ 毛肚洗净，切片；去心莲子洗净，放入水中泡软。

❷ 锅内倒植物油烧热，下葱段、姜片炒香，加入适量热水，下莲子煮 30 分钟。

❸ 下毛肚，用精盐、味精、白糖、料酒调好口味，煮至再次开锅即可。

功效 补中益气、健脾涩肠、养心益肾、镇静安神、益胃止泻等功效。

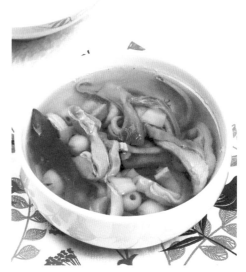

人参猪肚汤

材料 人参 10 克，猪肚 250 克，核桃仁 20 克。

调料 葱段 5 克，姜片 10 克，精盐 4 克，酱油、料酒各 8 克。

做法

❶ 人参洗净浮尘；猪肚清洗干净，切丝。

❷ 人参放入砂锅中，加适量清水浸泡20 ~ 30 分钟后置火上，放入猪肚丝、核桃仁、葱段、姜片，倒入酱油、料酒及没过锅中食材约 3 厘米的清水，大火烧开后转小火煮至猪肚熟透，加精盐调味即可。

功效 补脾益气。中医认为：气虚者宜参，服参则人之气易生。

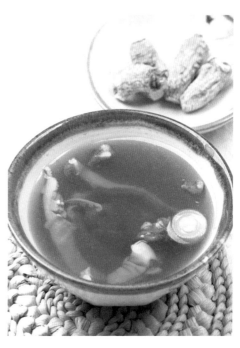

脾阴虚

脾阴的生理功能主要是：水谷入胃，将其腐熟、蒸化，输布五脏六腑，除脾阳的作用外，必须依赖脾阴的滋助，脾之阴阳缺一不可。

脾阴虚的表现

老年人的胃阴不足，症见不思饮食或饥不欲食、干呕驱逆、口干唇燥、喜饮、大便干结、小便短少、舌红少苔或无苔、脉细数。多见于慢性萎缩性胃炎、胃神经官能症、消化不良、糖尿病、热性病恢复期、胃癌、放射或化学治疗后等。

对脾阴虚的症状，医学家也指出："脾阴虚，手足烦热，口干不欲饮，烦渴不思食。"

是什么造成了脾阴虚

导致脾阴虚弱的原因很多，常见有燥湿暑热、医药误治、汗吐下痢、饮食偏嗜、积滞生热、忧思劳倦、情志所伤、五脏虚损等，皆可致脾阴亏损。脾阴可滋养五脏，然五脏津液亦通乎脾，脏气虚损，阴液不足，诸如肾阳不足、肝血亏虚、心营血少、肺津不布，皆可致脾阴虚。此外，过分食用温燥辛热之品也可伤及脾阴。

脾胃治疗不可忽视"脾阴"

《脾胃论》是金元四大家之一——李东垣的医著，其所蕴涵的中医理论、丰富的医疗实践经验及其中的方剂，对中医学的发展、脾胃病的治疗做出了极大的贡献。《脾胃论》其论述详于温补而少于清滋，往往忽略脾阴治疗，后世的医家也多遵循这种说法。然而，脾与其他脏腑一样，也有阴阳之分。脾阳即脾气也就是脾的运化功能。脾阴即脾湿，脾属湿土，无湿则不能化，阴阳相济才可发挥脾的正常功能。

水谷入胃化为营阴，脾阴包括营血、津液之类，是濡养人体脏腑、四肢百骸的重要物质。脾阴为精血津液生化之源，脾阳充足了，则"诸经恃此而长养""脏得之而能液，腑得之而能气"。脾阴不足，不能滋养肺金，则证见口干咽燥、干咳少痰。下不能充养肾精，则见头目眩晕、腰膝酸软。心失所养，则心悸怔忡、失眠健忘。目失所养，则眼干目涩、肢麻震颤。可见脾阴一虚，则五脏疾病互作。

脾阴虚可药补

脾阴不足当治以甘平，然甘有甘寒、甘凉、甘温及甘平之别，脾阴不足当治以甘平育阴，使受伤之脾阴有休养生息之机，甘平育阴补而不燥，滋而不腻最为合适。常用药物有：

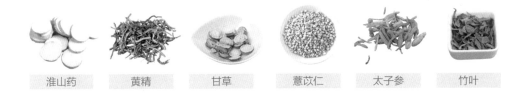

| 淮山药 | 黄精 | 甘草 | 薏苡仁 | 太子参 | 竹叶 |

补脾阴食谱

西洋参莲子茶

材料 西洋参5克，莲子6克。
调料 冰糖适量。
做法

❶ 将莲子放入温水中，泡发。

❷ 将发好的莲子、西洋参、冰糖放入锅中，倒入适量清水，大火烧沸，小火煮30分钟，待茶汤温热即可饮用。

功效 补气养阴、清热生津，辅助治疗阴虚导致的两手两足心发热、心胸烦热、口干咽燥、睡眠不佳等证。

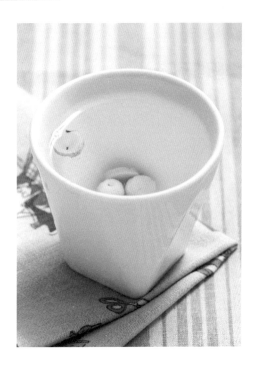

脾阳虚衰

脾阳虚衰指中焦阳气虚衰，阴寒内生，运化功能障碍所表现的腹部疼痛、喜温喜按、泻下清稀、四肢不温和脾气虚的症状。此类消化和吸收功能障碍导致营养不良的虚弱证候，可见于溃疡病、慢性肠胃炎、肠胃功能紊乱、慢性肝炎、肝硬化或某些水肿病等。

脾阳虚衰的表现

病情较脾气虚弱重，证候可见有胃腹胀痛、喜热敷、喜按压、食欲不好、肠鸣嗳气、大便稀薄、小便清长或水肿尿短，有的可面色苍白无光泽、形体消瘦、少气懒言、四肢不温、口流清水、舌淡苔白、脉沉濡弱。

是什么造成了脾阳虚

脾阳虚衰多因饮食不节、久病脾虚、脾阳不振、运化不力所致。

脾阳虚可药补

脾阳虚者可选用干姜、白术、附子、砂仁、高良姜、小茴香、肉豆蔻。

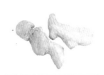

干姜

附子

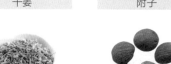

小茴香

肉豆蔻

寒凉是阳虚大忌

适宜的饮食： 这类人要多吃温补、热量高而富有营养的食物，尤以蛋白质丰富的食物为主。包括肉类，如羊肉、牛肉；鱼类，如鲫鱼、草鱼；蔬果类，如胡椒、生姜、干姜、大葱、丁香、肉桂、茴香、荔枝、龙眼肉。

不适宜的饮食： 性质偏寒生冷的瓜果和各种饮料，是阳虚者的禁忌。包括鸭肉等肉类，甲鱼、螃蟹、田螺、螺蛳、蚌肉等海产品，酸奶、柿子、柚子、柑橘、香蕉、无花果、西瓜、苦瓜、甜瓜、番薯、生藕、生萝卜、丝瓜、紫菜、金针菜、草菇、莼菜、发菜、罗汉果和荸荠等。

最后要提醒的是，普通百姓不要盲目"对号入座"，把自己往各种"虚证"上套，而是应该咨询专业中医大夫，并结合季节、生活习惯等进行调养。这样才能对证调理、事半功倍。

生姜羊肉粥

材料　大米100克，熟羊肉60克，姜
　　　末10克。

调料　葱末、料酒各5克，精盐4克，
　　　味精少许，植物油适量。

做法

❶ 熟羊肉切粒，大米洗净浸泡30分钟。

❷ 锅中加水烧开，放入大米煮成粥。

❸ 锅置火上，倒植物油烧热，加葱末、
　姜末爆香，下羊肉粒稍煸，倒入料
　酒炒熟，将羊肉倒入大米粥中，最
　后加精盐、味精调味即可。

功效　羊肉有祛寒补虚、补肾壮阳、益
　　　精补身的作用，姜有发散风寒、
　　　止呕助阳的作用。二者搭配食用，
　　　可以增强人体抗病的能力。

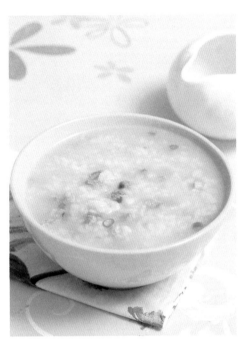

一品鲜虾汤

材料　大虾200克，熟猪肚、鱿鱼各
　　　100克，蟹棒50克，油菜20克。

调料　精盐、白糖各5克，葱油、鱼高
　　　汤各适量。

做法

❶ 大虾去除沙线后洗净，焯水；油菜洗
　净，焯水过凉；熟猪肚切条；鱿鱼洗
　净，剞花刀切成长条；蟹棒切成段。

❷ 锅内倒鱼高汤，放大虾、猪肚条、
　鱿鱼、蟹棒，大火煮3分钟，撇去
　浮沫，放油菜煮熟，加精盐、白糖
　调味，淋上葱油即可。

功效　此汤滋补肾阳、补益中气、生精
　　　养血、壮筋健骨，具有益气壮阳
　　　之功。

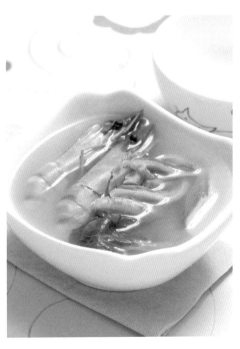

脾不统血

脾不统血多为久病脾虚，不能统摄血液循其常道运行的某些出血证。脾气亏虚，统率固摄血液的功能失职，致血液由脉向外散溢所表现的证候，以出血（便血、崩漏、肌衄）和气虚证为特征。本证可见于溃疡病出血、月经过多、功能性子宫出血、血小板减少性紫癜、肝硬化伴食管静脉曲张或肾结核等病。

脾不统血的表现

可有便血（大便下血、先便后血，血色紫暗）、尿血（无痛尿血）以及月经过多、崩（阴道突起大量流血）漏（长期阴道少量流血、淋漓难尽）不止。伴有腹部隐痛、食欲减退、大便稀薄、精神疲倦、懒言、面色萎黄、口不渴、尿清长，有的还可能有四肢困乏或皮下出血、舌质淡、脉细弱等证候。

大便下血、先便后血、尿血、肌衄（皮下出血）、妇女月经量多、经漏等出血症状，血色暗淡质稀，兼腹胀（饭后尤甚）、食欲不振、大便溏薄、倦怠乏力、少气懒言、面色萎黄、舌淡苔白、脉细弱。

是什么造成了脾不统血

多由脾气虚证进一步发展。饮食不节，损伤中气。若久病、劳倦也易损伤脾气，脾不统血而成便血、尿血、崩漏等出血证候。

脾不统血用药

脾不统血用归脾汤：白术9克、党参15克、茯苓15克、当归12克、北黄芪15克、炙甘草6克、远志3克、炒酸枣仁2克、木香6克（后下）、龙眼肉10克、生姜3片、红枣12克，水煎服，每日1剂。或用归脾丸，每次6~9克，每日3次。或用黄土汤：赤石脂30克（先煎去渣取清液）、白术12克、熟附子9克、黄芩9克、阿胶12克（熔）、炙甘草6克、生地黄15克，水煎服，每日1剂。

如果月经先期或过期不至，色淡清稀如水、面色苍白、头晕乏力、心慌气短、精神疲乏、睡眠不深、饮食减少、大便溏薄、小腹空坠，宜益气健脾、固摄升提。可用非处方中成药补中益气丸或人参归脾丸。

张景岳说："脾胃气虚而大便下血者，其血不甚鲜红或紫色或黑色，此阳败而然，故为无热证而或见恶心呕吐。盖脾统血，脾气虚则不能收摄，脾化血，脾气虚则不能运化，是皆血无所主，因而脱竭妄行。速宜温补脾胃，以寿脾煎、理中汤、养中煎、归脾汤或十全大补汤之类主之。"

花生红枣蛋糊粥

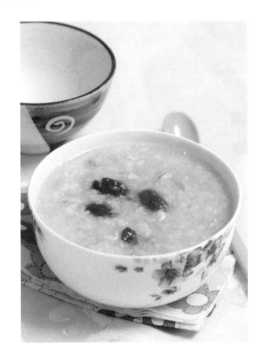

材料　糯米 60 克，大米 40 克，花生仁
　　　25 克，红枣 20 克，鸡蛋 1 个。

调料　蜂蜜 10 克。

做法

❶ 花生仁、糯米分别洗净，用水浸泡 4
　小时；红枣洗净，去核；大米洗净，
　浸泡 30 分钟；鸡蛋液入碗中，搅匀。

❷ 锅置火上，倒入适量清水烧开，放入
　花生仁、糯米、大米，大火煮沸后转
　小火熬煮 20 分钟，放入红枣继续熬
　煮 15 分钟，将蛋液顺时针浇入粥中，
　熄火晾至温凉后调入蜂蜜即可。

功效　此粥有较强的补血功效，适用于
　　　贫血患者。

猪肝菠菜粥

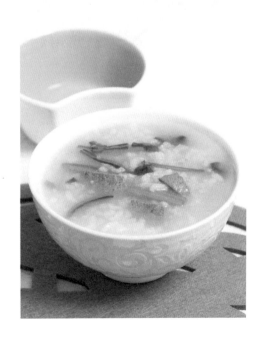

材料　新鲜猪肝 50 克，大米 100 克，
　　　菠菜 30 克。

调料　精盐 5 克，味精少许。

做法

❶ 猪肝冲洗干净，切片，入锅焯水，
　捞出沥水；菠菜洗净，焯水，切段；
　大米淘洗干净，用水浸泡 30 分钟。

❷ 锅置火上，倒入适量清水烧开，放
　入大米大火煮沸后改用小火慢熬。

❸ 煮至粥将成时，将猪肝放入锅中煮
　熟，再加菠菜稍煮，然后加精盐、
　味精调味即可。

功效　猪肝和菠菜都富含铁元素，可预
　　　防缺铁性贫血，改善贫血症状。
　　　二者和大米一起煮粥食用，可防
　　　治贫血。

痰湿困脾

中医认为，痰湿的产生与脾最密切。脾主要负责运化水液，因此是"生痰之源"。简单地讲，如果脾的功能出现了障碍，人体的水液代谢就会出现问题，异常堆积，产生痰湿。

望闻问辨痰湿体

● 望。主要是望形体、望舌苔。中医讲"肥人多痰湿"，肥胖多是痰湿体质的集中外现。另外，还常表现为面部皮肤油脂较多，眼睑微浮，腹部肥满松软，平素舌体胖大、舌苔白腻。

● 闻。体内痰湿严重的人，一般体味较大，口气也较重。

● 问。体内沉积过多的痰饮水湿，常会觉得身重不爽、倦怠迟缓。追问病史，很多还有高血压、高脂血症、糖尿病、痛风等问题。

痰湿流到哪儿，哪儿就得病

痰湿一旦形成，就是健康的一大祸害，流窜到哪里就在哪里捣乱：在头部，导致头昏目眩、容易困倦，甚至神志不清；到了口，就会口中黏腻或发甜；停在咽喉，就会觉得喉咙如有异物一般；在肌肤，则形体肥胖、多汗且黏；停在胸膈，就会胸闷气喘、咳嗽痰多；聚在生殖器，女性白带过多；到了关节，就会出现关节疼痛重着、僵硬、四肢水肿（按之凹陷）。

健脾化湿，不让痰湿作乱

● 甜腻油脂食物，易于生痰助湿。体内痰湿严重的人饮食应以清淡为主，少油、少盐、少糖，进食速度和食量也要节制。

● 适当多吃健脾利湿、化痰祛湿的食物，如薏苡仁、扁豆、海带、冬瓜、萝卜、洋葱、赤小豆、紫菜、白果等。

● 平时多参加有氧运动，这样才能促进气血循环，把体内垃圾彻底清除。

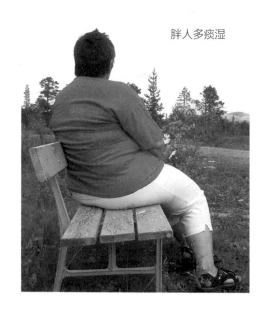
胖人多痰湿

海带豆粉粥

材料 黑豆粉50克，海带30克，红枣20克。

做法

❶ 海带浸泡6～8小时后捞出，洗净，切成小片状；红枣洗净，去核。

❷ 砂锅置火上，倒入适量清水烧开，放入红枣、海带片，中火煮25分钟，加入黑豆粉搅拌均匀，改用小火煨煮5分钟即可。

功效 补肝养血，防治高血压、高脂血症、脂肪肝。

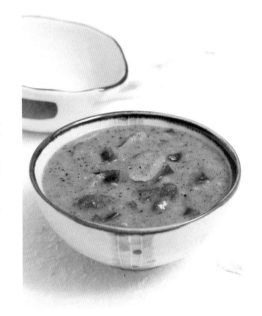

莲子八宝粥

材料 南瓜80克，大米、糯米各50克，桂圆肉、红枣、绿豆、莲子各20克，干百合5克。

调料 白糖10克。

做法

❶ 红枣去核，洗净，与桂圆肉、莲子及浸泡了4小时的绿豆一起放锅中蒸30分钟；糯米淘洗干净，用水浸泡4小时；大米淘洗干净，用水浸泡30分钟；南瓜去皮、去籽，洗净切丁；干百合洗净泡发。

❷ 锅置火上，倒水烧开，放入糯米、大米、南瓜丁大火煮沸，转小火煮30分钟，再放入红枣、绿豆、桂圆肉、干百合、莲子煮沸，最后加白糖调味即可。

功效 降低血脂、补肝降压。

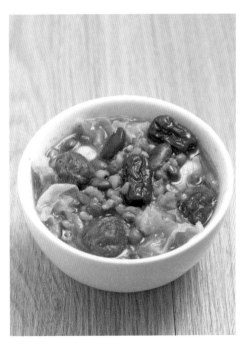

寒湿困脾

寒湿困脾，多因脾气素虚，或饮食生冷，或淋雨、久卧湿地、湿困脾阳，不能运化水湿所致。证候多有饮食减少、胃腹满闷、恶心欲呕、口黏不渴，或渴不欲饮、头身困重、腹泻肢肿，或皮肤晦暗而黄、白带多、苔白厚腻、脉濡迟或缓。本证可见于慢性肠胃炎、慢性肝炎及某些水肿病。

寒湿困脾证的表现

寒湿之邪，困遏中焦，运化失司所表现的证候。临床常见脘腹胀闷、痞满疼痛、食欲不振、呕恶欲吐或黄疸等脾胃功能障碍及寒湿内盛的表现。

是什么造成了寒湿困脾

外感多因居处潮湿、冒雨涉水、久卧湿地，内因多由饮食生冷、瓜果水饮、酒食乳酪之品。脾为湿土，同气相求，易受湿邪侵犯。湿邪重浊停滞，其性属阴，最易损伤阳气，阴寒内生，寒湿相合，困扰于脾，而成寒湿困脾证。

艾叶是祛寒、除湿的法宝

艾叶能祛寒、除湿、通经络。当体内寒湿重时，不妨找艾叶来帮忙。

● 艾袋。取 500 克细软熟艾，用布缝成 15 厘米 ×25 厘米的艾袋。对于丹田气冷、脐腹冷痛的老年人或小腹绵绵隐痛、寒性痛经、月经不调的女性，用艾袋兜其脐腹，有一定的疗效。

● 艾浴。身体寒湿重的患者，每周可用艾叶泡一次脚。泡脚期间应注意，多喝温开水，少吃寒凉食物，注意休息。

● 艾灸。每天用艾条熏足三里穴（膝盖外侧下方凹陷往下约 4 指宽处）、中脘穴（在上腹部，前正中线上，当脐中上 4 寸）和神阙穴（肚脐正中部位）等穴位，直至皮肤发红且微微发烫为止，每日半小时左右。此方法若持之以恒，祛寒湿的效果将十分显著。

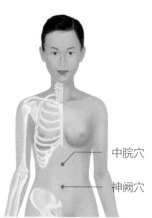

中脘穴

神阙穴

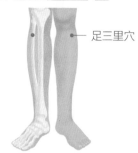

足三里穴

第

9

章

三分治七分养，
脾胃病重在调养

俗话说得好，"胃病三分在治，七分在养"。治脾胃病重在调养。如胃溃疡是多发病、慢性病，易反复发作，呈慢性经过，因而要治愈胃溃疡，需要一个相对持久的历程。患者除了配合医生进行积极药物治疗外，还应做好自我调养，即使生病也要保持一个良好的心态。

慢性浅表性胃炎

慢性浅表性胃炎是一种常见的消化系统疾病，占慢性胃炎的一半以上，分为单纯型、出血型及糜烂型三种。此病应在早期及时治疗，若处理不当，有癌变的可能。所以，得了此病应保持良好的心态，积极治疗。

中医辨证施治

疾病类型	主要症状	治疗原则
胃阴不足型	消瘦乏力、口燥咽干、舌红少津	酸甘化阴、养阴益胃
脾胃虚寒型	胃痛不止、空腹加重、舌淡苔白、大便溏泄	升脾降胃、健脾助运、和胃止痛
脾胃湿热型	口干苦而腻、胃脘痞满、小便短赤、大便或泄或秘	和胃抑酸、清泄肝胃、顺气和中、清热除湿
肝肾不和型	胃脘胀痛、胸胁窜痛	和胃解郁、疏肝理气

饮食调治原则

● 避免吃各种刺激性食物，如烈酒、浓缩咖啡、生蒜、芥末等对胃黏膜有损伤的食物，同时避免吃过硬、过酸、过辣、过冷、过热和过分粗糙的食物。可选用易于消化的食品，并注意少用油炸、油煎等烹调方法。食物宜清淡软烂。

● 增加营养。注意选择营养价值高的蛋白质食品和维生素丰富的软食，如牛奶、豆腐、胡萝卜和一些发酵的食品，吃食物时要细嚼慢咽。

● 饮食要有规律，定时定量，不暴饮暴食，养成良好的饮食习惯，减轻胃部负担。三次正餐食量较少，可于餐间定时加餐。注意食物搭配，最好有干有稀，有蛋白质食品也有少量主食。

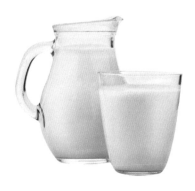

胃病患者出现胃部酸胀不适的症状时，喝一杯热牛奶往往可立即缓解症状。这是因为牛奶可稀释胃酸，暂时在胃黏膜的表面形成一层保护膜，从而使人感到舒适。

山药蜜奶

材料 山药 100 克，脱脂牛奶 400 毫升。

调料 蜂蜜适量。

做法

❶ 山药去皮，洗净，切丁，入沸水中焯烫一下，然后捞出晾凉备用。

❷ 将山药丁、牛奶一起放入榨汁机中搅打均匀，果汁倒出后加入蜂蜜调匀即可。

功效 山药含有大量淀粉、蛋白质、维生素、黏液质等，可健脾除湿、补气益肺、固肾益精、控制饭后血糖升高、润泽肌肤、改善更年期不适症状。

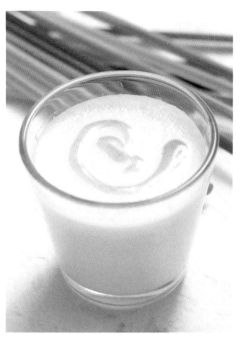

姜韭牛奶羹

材料 韭菜 250 克，生姜 25 克，牛奶 250 毫升。

做法

❶ 将韭菜、生姜分别洗净，然后切碎，放入容器内捣烂，用干净的纱布绞取汁液。

❷ 将韭菜生姜汁倒入小锅内，再加入牛奶，加热煮沸即可。

功效 温胃健脾，适用于胃寒型胃溃疡、慢性胃炎、胃脘痛、呕吐等病证。韭菜可温暖脾胃，对脾胃虚寒、慢性泄泻、虚寒久痢、腹中冷痛、噫嗝儿反胃等，有积极的治疗作用。生姜被后世医家称为"胃家圣药"，有健胃止呕之功效。

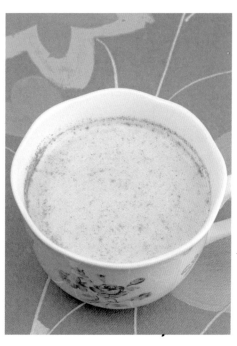

慢性萎缩性胃炎

慢性萎缩性胃炎的发病原因与不合理的膳食结构、不良的饮食习惯及药物、精神因素密切相关。故对慢性萎缩性胃炎应把饮食调理放在重要的位置上。

中医辨证施治

疾病类型	主要症状	治疗原则	适用中成药
脾虚湿热型	胃脘痞闷隐痛，神疲乏力，不思饮食，时有嗳气，口干或口苦，但不多饮，大便不爽或稀溏，舌苔黄腻、舌质淡或边尖红	益气健脾、兼以清化	清幽养胃胶囊、肠胃康等
肝胃不和型	脘胁胀满疼痛，心情不好时加重，矢气则舒，嗳气频作，食欲缺乏，舌苔薄白	疏肝理气、和胃止痛	理气和胃口服液、和胃胶囊等
胃阴不足型	胃脘隐隐灼痛，空腹时加重，似饥不欲食，口干不欲饮，大便干结，食欲不振，食后胃脘痞胀，舌红少津、有裂纹	养阴益胃	养胃舒等
气虚血瘀型	病程日久，胃脘部隐隐刺痛，固定不移，面黄、神疲、纳谷不香或食后痛甚，或吐血、黑便，舌苔薄白，舌质淡、尖有紫斑、紫气	益气化瘀	仁术健胃颗粒等

饮食调治原则

● 高酸性（胃酸过高）慢性胃炎应减少糖类和蛋白质摄入，并少吃酸性食物。

● 低酸性（胃酸偏低）慢性胃炎应适当增加蛋白质摄入，少吃脂肪性食物，进食时可用少许醋类以助消化。

● 急性发作时，应严格控制饮食，必须进流质或无渣半流质饮食，病情好转症状消失后，可逐渐用软食代替。

● 上消化道出血时，按医生吩咐，禁食或进食流质饮食，以利止血。

山药豆腐

材料 山药250克，豆腐200克，番茄1个。

调料 姜末、香菜末、白芝麻、盐、香油、蘑菇精、植物油各适量。

做法

❶ 山药削皮，切块；番茄去皮，切丁；豆腐洗净，切块。

❷ 锅里放油烧热，放入山药，翻炒至表皮变透明，加没过山药的水，烧开后放入豆腐块、番茄丁、白芝麻、姜末，再次烧开后，加盐，转小火炖10分钟，加蘑菇精，淋上香油，撒上香菜末即可。

功效 健胃益肾、补益中气，适用于慢性萎缩性胃炎者。

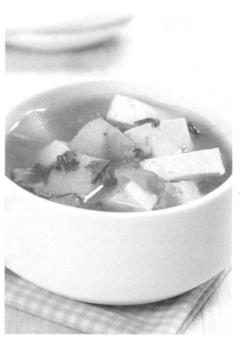

生姜猪肚汤

材料 生姜250克，猪肚1只。

调料 精盐少许。

做法

❶ 猪肚加面粉和精盐洗净，生姜切碎，塞入猪肚中，两端扎紧。

❷ 将扎紧的猪肚放入砂锅内，加适量水，以大火煮沸后，转小火煮至猪肚熟烂，取出姜片，捞出猪肚切片，加少许精盐调味即可。（汤、猪肚都可食用）

功效 猪肚补虚损、健脾胃、消食积，生姜暖胃、增进食欲。本汤温阳益气、健中补脾，适用于脾胃虚寒所致纳食不振、心腹冷痛、胃脘胀满、泛吐清水以及虚寒型消化性溃疡、慢性胃炎等病。

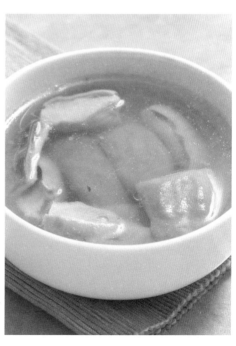

急性胃炎

急性胃炎起病较急，症状也较为严重。致病原因包括细菌或病毒感染、大量饮酒、过量服用水杨酸等药物、食物过敏等。主要症状包括上腹部不适或疼痛、肠绞痛、食欲减退、恶心和呕吐等，甚至出现中毒症状，如发热、畏寒、头痛、脱水、酸中毒、肌肉痉挛和休克等。

饮食治疗原则

● 消除致病因素。药物治疗时，补充适量水分，如新鲜果汁、藕粉、橘子汁、口服补液盐（ORS），缓解脱水，加速毒素排出。

● 病情好转后，给予易消化、无刺激的少渣半流饮食，如大米粥、蛋花粥、蒸蛋羹、鸡蓉粥、瘦肉末粥、皮蛋肉末粥、嫩白菜叶末煮细挂面甩鸡蛋、去皮籽番茄肉末煮薄面片、瘦肉菜末馅儿馄饨等，可适量供给干馒头片、干面包片、苏打饼干、咸味小面包等。

● 恢复期改为少渣软饭，如软米饭、花卷、馒头、汤面、鱼片、烩鱼丸子、炒嫩瓜果、纤维细软的蔬菜、瘦肉类。

● 为避免胃肠道胀气，急性期禁用牛奶，减少蔗糖的摄入；恢复期禁用含粗纤维的蔬菜，如韭菜、芹菜、葱头和水果，不易消化的油煎、油炸食品与腌、熏、腊的大块肉等食物。

● 禁用含酒精的饮料、产气饮料和辛辣调味品，如辣椒、咖喱、胡椒、花椒、汽水等。

● 少食多餐，每日6～7次，减轻胃的负担。

● 尽可能采用蒸、煮、烩、汆、炖的烹饪方法，减少对胃的刺激。

急性胃炎流质食谱举例

早餐	牛奶 250 毫升冲藕粉 15 克（伴腹泻者，不宜用牛奶，可单用藕粉）
加餐	果汁 200 毫升
午餐	牛奶蒸鸡蛋（牛奶 250 毫升，鸡蛋 1 个）
加餐	豆浆 250 毫升
晚餐	蔬菜汁甩鸡蛋（菜汁 300 毫升，鸡蛋 1 个）
加餐	米汤（大米 25 克加水 400 毫升）

番茄汁

材料 番茄 200 克。

调料 蜂蜜适量。

做法

❶ 番茄洗净，去蒂、去皮，切块。

❷ 将番茄块倒入全自动豆浆机中，加入少量凉饮用水，按下"果蔬汁"键，搅打均匀后倒入杯中，加入蜂蜜调味即可。

功效 番茄富含维生素和钾，不仅热量低，可开胃，还可帮助平衡体内的钠离子含量，减轻水肿症状。

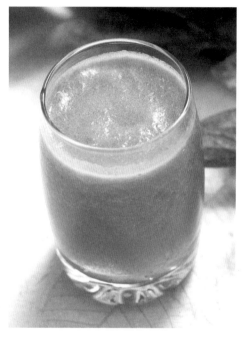

番茄鸡蛋汤

材料 番茄 100 克，菠菜 80 克，鸡蛋 1 个。

调料 番茄高汤 600 克，精盐 4 克。

做法

❶ 鸡蛋磕入碗中，打散成蛋液；番茄用沸水稍烫，去皮、去籽，切片；菠菜洗净，入沸水锅中稍焯，捞出用凉水过凉，切段。

❷ 锅置火上，加入番茄高汤大火煮沸，放入番茄片煮 2 分钟，下入菠菜段，淋入蛋液搅匀，加精盐调味即可。

功效 健胃消食、养胃生津。

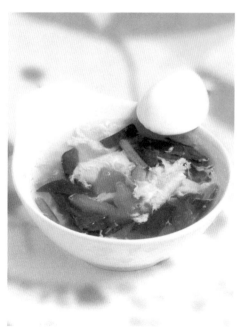

胃下垂

胃下垂指胃的正常位置下移，好发于老年人、瘦长体形者、产妇、长期卧床和体质衰弱的人，常与其他脏器（肝、肾、结肠等）下垂并存。胃下垂患者中，轻者多无症状，重者可有上腹不适、饱胀感、恶心、呕吐、打嗝儿等。这些症状在餐后或长久站立时加重，卧床则可减轻。

饮食治疗原则

● 选择的食物应富有营养、容易消化而体积又比较小。膳食搭配上应注意动物蛋白质和脂肪酌量多一些，蔬菜和米面类食物少一些，并可采用少吃多餐的方法，增加次数，减轻胃的负担。

● 胃下垂的老人补充一定脂肪是必要的，但是要把握度。具体来说，饮食比例大致如下：碳水化合物占60%～70%，蛋白质、脂肪占20%。所以说光吃脂肪是没有效果的。尤其是对于"三高症"（高血压、糖尿病、高脂血症）的老人，脂肪摄入多，容易导致动脉粥样硬化。

● 胃下垂的老人可以多吃易消化的食物，如稀饭、面条等；少吃油炸、辛辣食物，避免增加胃部不适症状。

锻炼是最好的治疗方法

● 挺身运动：取仰卧位，两腿弯曲，髋部尽量挺起呈半桥形，保持一定时间，然后还原休息，再做，总时间应有3～5分钟。

● 举腿运动：取仰卧位，两腿并拢，直腿举起，悬在离床20～30厘米高处停止不动，抬腿约10秒钟，然后还原再做第二次。

● 摆腿运动：取仰卧位，两腿并拢，直腿举起，在离床20～30厘米高处停止不动，再慢慢地向两侧来回摆动。

● 背部运动：取俯卧位，体后屈，反复多次。

● 腹部运动：取仰卧位，两臂前举，收腹。上体尽量抬起，同时两腿伸直尽量举高，停10秒钟后还原。

● 仰卧起坐：取仰卧位，下肢不动，收腹，坐直，上体呈坐位后还原成仰卧。

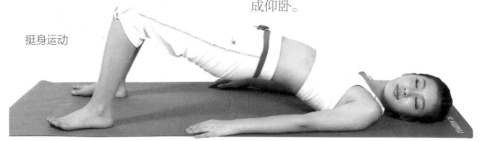

挺身运动

黄芪大米饮

材料 黄芪 25 克，大米 80 克。
调料 蜂蜜 10 克。
做法
❶ 大米淘洗干净，黄芪煎汁备用。
❷ 将大米倒入豆浆机中，淋入黄芪煎汁，再加适量清水至上下水位线之间，至豆浆机提示做好，过滤后凉至温热，加蜂蜜调味后饮用即可。
功效 改善气虚、气血不足。

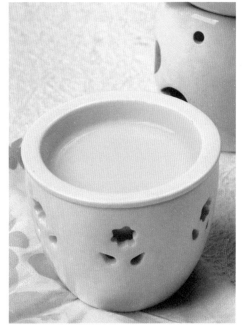

黄芪山药薏苡仁粥

材料 薏苡仁、大米各 50 克，山药、黄芪各 30 克。
做法
❶ 薏苡仁、大米分别洗净，薏苡仁用水浸泡 4 小时；山药洗净，去皮，切丁；黄芪洗净。
❷ 锅置火上，倒入黄芪和清水，中火煮沸后转小火熬煮 30 分钟，去渣取汁。
❸ 在黄芪汁中放入薏苡仁，大火煮沸，20 分钟后加入山药丁、大米，转小火熬煮至米烂粥稠即可。
功效 提升中气、补气升阳，改善脾气虚、脾气下陷。

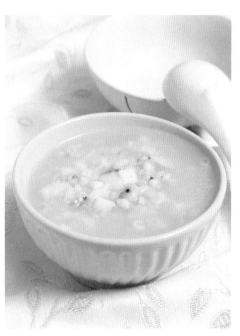

消化性溃疡

消化性溃疡绝大多数（95% 以上）位于胃和十二指肠，故又称胃、十二指肠溃疡。典型的消化性溃疡疼痛常呈节律性和周期性。上腹部疼痛是溃疡病的主要症状，但约有 10% 的消化性溃疡患者没有疼痛的症状。除疼痛外，还可有一系列消化不良的症状。

消化性溃疡的食物选择

可用食物

可用食物须易消化，有适宜的能量、丰富的蛋白质和维生素。它们能帮助修复受损伤的组织和促进溃疡面的愈合，如米汤、藕粉、蛋羹、菜汁、果汁；易消化的动物性食物，如猪瘦肉、鱼肉、猪肝等；新鲜少渣的蔬果，如冬瓜、茄子、土豆、番茄、嫩白菜、水果泥等。

禁用食物

- 多纤维或易产气蔬菜类不用，如芹菜、韭菜、洋葱、生萝卜、芥蓝、竹笋等。
- 容易刺激胃液分泌的食物不用，如浓肉汤、咖啡、浓茶、巧克力、汽水等。
- 刺激性调味品不用，如辣椒、花椒、咖喱粉、芥末、大蒜等。
- 过烫、过冷的食物不用。

消化性溃疡流食食谱举例

早餐	藕粉 15 克
加餐	米汤（大米 25 克 + 水 400 毫升）
午餐	蒸蛋羹（鸡蛋 1 个）
加餐	豆浆 250 毫升
晚餐	菜汁甩鸡蛋（菜汁 250 毫升 + 鸡蛋 1 个 + 团粉 10 克 + 香油 5 克）
加餐	牛奶 250 毫升 （注：如饮用牛奶后出现腹胀、腹泻等，可改用奶粉、酸奶或豆浆）

圆白菜汁

材料 圆白菜叶适量。

做法

❶ 圆白菜叶洗净，沥干后切成小片，剁碎。

❷ 将剁碎的圆白菜叶放入纱布中挤汁。

功效 圆白菜被誉为天然"胃菜"，圆白菜富含维生素 U，维生素 U 对溃疡有很好的治疗作用，能促进溃疡的愈合，还能预防胃溃疡恶变。

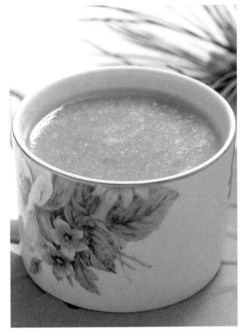

茉莉花粥

材料 茉莉花 5 克，粳米 50 克。

调料 白糖适量。

做法：

❶ 将粳米淘好备用；茉莉花洗净，放入锅中，加适量水，煮沸后捞出。

❷ 在原沸水中下入粳米一起煮成粥，出锅前加白糖调味。

功效： 健脾养胃，保护肠胃，适用于胃溃疡、十二指肠溃疡。茉莉花味辛、甘，性温，能帮助胃的消化和吸收、缓和胃痛，对腹痛、腹泻有很好的疗效。粳米味甘，性平，入脾、胃经，有健脾养胃、固肠止泻之功，最适宜煮粥食用。

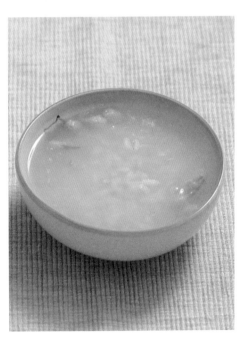

脾肿大

脾肿大是重要的病理体征。在正常情况下腹部一般摸不到脾，如仰卧位或侧卧位能摸到脾边缘即认为脾大。脾体积增大是脾疾病的主要表现。

脾肿大的类型

疾病类型	适用中成药
脾虚湿热型	清幽养胃胶囊、肠胃康等
肝胃不和型	理气和胃口服液、和胃胶囊等
胃阴不足型	养胃舒等

脾肿大应限盐

只要发生了水肿的症状，就应限制精盐的摄入，因为盐中钠离子留在组织液中，提高电解质浓度，就会吸引大量水分蓄积组织间，使水肿加重。

调理脾胃病食谱

枸杞子甲鱼汤

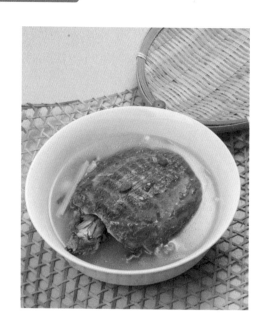

材料 甲鱼1只，枸杞子5克。

调料 料酒10克，葱段、姜片各5克，花椒、精盐各3克，鸡汤适量。

做法

❶ 将活甲鱼宰杀，沥净血水，去内脏，洗净，将净甲鱼放入沸水中烫3分钟，捞出，刮去裙边上黑膜，剁去爪和尾，去背板、背壳，切块。

❷ 将甲鱼肉放入蒸盆中，加入枸杞子、精盐、料酒、花椒、姜片、葱段、鸡汤，盖上背壳，入笼蒸1小时取出，趁热服食即可。

功效 滋阴益气，可调养肝脾肿大。

附录 | 用对中成药调理脾胃不适

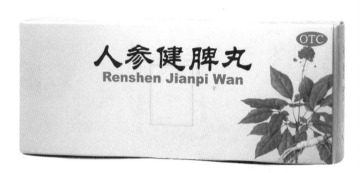

脾胃虚弱
人参健脾丸

人参

白术（麸炒）

草豆蔻

枳壳

甘草

山药

木香

薏苡仁

山楂

白扁豆

芡实

陈皮

药性性状

本品为棕褐色的大蜜丸，气香，味甜、微苦。每丸重6克。

主要组成成分

人参、白术（麸炒）、草豆蔻、枳壳、甘草、山药、木香、薏苡仁、山楂、白扁豆、芡实、陈皮。

服用方法

口服，温开水送下。两丸／次。

服用禁忌

· 本品宜饭前服用。
· 服本药时不宜同时服用藜芦、五灵脂、皂荚或其制剂。
· 不宜喝茶和吃萝卜，以免影响药效。
· 不宜和感冒类药同时服用。

功能主治

健脾益气、和胃止泻。用于脾胃虚弱引起的饮食不化、胃中嘈杂、恶心呕吐、腹痛便溏、不思饮食、体弱倦怠。

现代功效

临床研究表明，该药除用于治疗消化不良、营养不良及消化不良性腹泻等证属脾胃虚弱者，还可用于慢性胃炎及十二指肠炎症、肠胃功能紊乱、肠胃术后综合征、过敏性结肠炎、慢性咳嗽等多种疾患。

脾虚气弱 少气懒言
补中益气丸

黄芪（蜜炙）　党参　甘草（蜜炙）　白术　当归

升麻　柴胡　陈皮　生姜　红枣

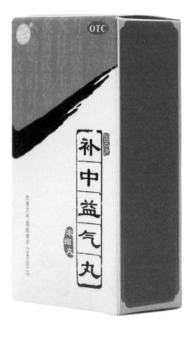

药性性状

本品为棕黑色的大蜜丸，味微甜、辛。每丸重9克。

主要组成成分

黄芪（蜜炙）、党参、甘草（蜜炙）、白术、当归、升麻、柴胡、陈皮、生姜、红枣。

服用方法

口服，温开水送下。大蜜丸，1丸/次，2～3次/日。

服用禁忌

本药不适用于恶寒发热表证者、暴饮暴食脘腹胀满实证者。若服后出现胃脘满闷，或"上火"证候，说明辨证不对，须停服。

功能主治

补中益气、升阳举陷。用于脾胃虚弱、中气下陷、体倦乏力、食少腹胀、久泻、脱肛、子宫脱垂。

现代功效

该药除主要用于治疗消化系统的疾病外，还常用于治疗以下疾病：低血压、高血压、冠心病、心律失常、心源性水肿、心肌梗死、心绞痛等心血管疾病；遗尿、尿失禁、肾炎、肾下垂、遗精、不射精、少精性不育、阳痿等泌尿生殖系统疾病。

脾胃虚弱而夹湿之证
参苓白术散

人参　　茯苓　　白术（炒）　山药　白扁豆（炒）

莲子　薏苡仁（炒）　砂仁　　桔梗　　甘草

药性性状

散剂，每袋重10克；丸剂，每100粒重6克。

主要组成成分

人参、茯苓、白术（炒）、山药、白扁豆（炒）、莲子、薏苡仁（炒）、砂仁、桔梗、甘草。

服用方法

口服。散剂6~9克/次，2~3次/日；丸剂，6克/次，3次/日。

服用禁忌

● 适合在饭前服用，服药期间最好不要喝茶和吃萝卜，以免影响药效。

● 有手脚心发热、夜间盗汗的阴虚之人不适合用本方。

● 孕妇忌用参苓白术散。

功能主治

益气、健脾、渗湿而致三焦多种疾病。应用于脾胃虚弱引起的食欲不振、脘腹胀满、大便溏泄、身体消瘦、气短咳嗽、四肢乏力、精神倦怠等。

现代功效

该药也可用于治疗慢性肝炎、肝硬化、糖尿病、慢性肾炎及肾病综合征等属脾虚湿滞型者、慢性咽炎、慢性鼻窦炎、肺心病、肿瘤及放射病、小儿缺锌症、小儿摇头症、小儿肝胆综合征。

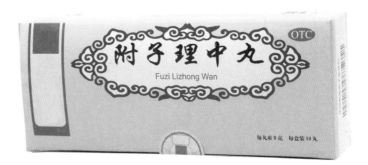

脾胃虚寒
脘腹冷痛
附子理中丸

党参

附子（制）　干姜

炙甘草

药性性状

大蜜丸，每丸9克。

主要组成成分

党参、附子（制）、干姜、炙甘草。

服用方法

口服，每次服1丸，每天2～3次。

服用禁忌

● 孕妇慎用。

● 中医辨证为阴虚阳盛、热证疼痛患者忌用。

功能主治

温中健脾。用于脾胃虚寒所致的胃脘痛、腹痛、呕吐泄泻、手足不温等证。

现代功效

通过临床实践，发现此药还有许多新功用，对慢性消化不良、溃疡性结肠炎、慢性腹泻、急性肠胃炎、胃及十二指肠溃疡、男性不育症等疾病也有较好的疗效。

胃寒隐痛
爱喝热饮
香砂养胃丸

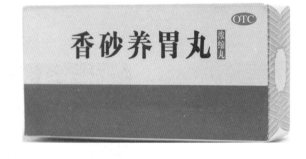

木香

砂仁

白术

香附（醋制）

陈皮

茯苓

枳实（炒）

豆蔻

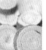
甘草

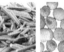
广藿香

半夏（制）

厚朴（姜制）

药性性状

本品为亮黑色的小粒丸，每袋重9克。

主要组成成分

木香、砂仁、白术、香附（醋制）、陈皮、茯苓、枳实（炒）、豆蔻、甘草、广藿香、半夏（制）、厚朴（姜制）。

服用方法

用温开水口服，9克/次，2次/日。也可用姜汤送服。

服用禁忌

● 有胃部灼热、口干舌燥症状的人不宜服用香砂养胃丸。

● 连续服用此药超过一周最好由医生指导。

● 服药期间不要吃生冷食物，因为生冷的东西能加重寒湿，不利于药效发挥。

功能主治

健脾祛湿、消除胀满，主要用于因寒湿阻滞所致的消化不良。对于中气不运而导致的胃脘满闷或泛吐酸水等证及大便时溏时泄、肠鸣、倦怠无力、湿阻脾胃的泄泻尤为适宜。

现代功效

现代药理研究表明，此药有调节消化液分泌、调整肠胃功能、抗溃疡、抑菌、利胆等作用，还用于治疗呼吸道感染、老年性肠功能紊乱。

好书推荐

每本定价 **45.00** 元

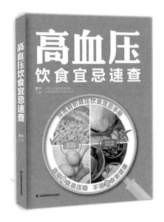

高血压
饮食宜忌速查

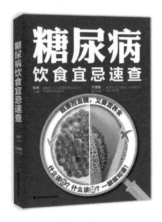

糖尿病
饮食宜忌速查

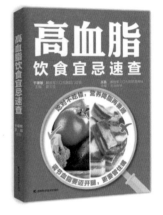

高血脂
饮食宜忌速查

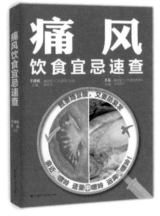

痛风
饮食宜忌速查

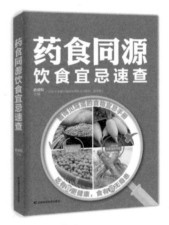

药食同源
饮食宜忌速查